Schon viel früher als bisher angenommen entwickeln Babys im Mutterleib erstaunliche Fähigkeiten. Sie können sehen, hören, tasten, schmecken, sie verfügen über Gefühle, ja sogar über ein vorgeburtliches Gedächtnis und sind lernfähig.
Dieses Buch zeigt Wege und Möglichkeiten auf, wie schwangere Frauen ihrer Intuition vertrauen und schon vor der Geburt mit ihrem Kind in Kontakt treten und eine innige und beglückende Beziehung eingehen können. Die pränatale Kommunikation wirkt sich zudem positiv auf die soziale und sprachliche Entwicklung und auf die Intelligenz des Kindes aus. Theresia Maria de Jong erläutert konkrete Möglichkeiten der direkten Kontaktaufnahme von Mutter und Kind und veranschaulicht sie durch Fallbeispiele. Die poetischen Texte von Andrea F. Cremer vertiefen das Gelesene und regen zur eigenen Umsetzung an.

Theresia Maria de Jong, geboren 1959, studierte Journalismus in den USA und arbeitete für Radio und Fernsehen, ehe sie mit ihrer Familie aufs Land zog. Sie etablierte sich erfolgreich als Sachbuchautorin im Bereich Schwangerschaft und Geburt und ist außerdem als freie Autorin für »Psychologie Heute« und andere Zeitschriften und Zeitungen tätig. Im Fischer Taschenbuch Verlag erschienen ihre Bücher »Kaiserschnitt – Narben an Seele und Bauch« (zusammen mit Gabriele Kemmler), und sie ist Co-Autorin von »Frühgeborene – Zu klein zum Leben« von Marina Marcovich.
Andrea F. Cremer, geboren 1962, ist Mutter zweier Kinder und freie Schriftstellerin. Seit 1996 setzt sie sich mit dem Thema Mutter-Kind-Beziehung literarisch auseinander und veröffentlichte verschiedene Lyrik- und Prosa-Anthologien.

Unsere Adresse im Internet: www.fischer-tb.de

Theresia Maria de Jong
Andrea F. Cremer

Im Dialog mit dem Ungeborenen

Fischer
Taschenbuch
Verlag

Veröffentlicht im Fischer Taschenbuch Verlag GmbH,
Frankfurt am Main, Dezember 2000

Lizenzausgabe mit freundlicher Genehmigung des
Walter Verlages, Zürich/Düsseldorf

Druck und Bindung: Clausen & Bosse, Leck
Printed in Germany
ISBN 3-596-14833-2

Inhalt

die linke seite des leibes

ich erzähl Dir die geschichte von der linken seite des leibes
im dunkeln
die linke seite des leibes
bist DU
wie je in den psalmen
sungen die alten
so bette ich Dich an die
linke seite des leibes
so ist Deine seele still
bei Dir
an der linken seite des leibes

Andrea F. Cremer

1. Einleitung

Seit Jahrtausenden sprechen Mütter mit ihren noch ungeborenen Kindern. War die Mutter in «guter Zwiesprache» mit ihrem Kind, so wurde das als ein gutes Zeichen gewertet. Ja, es war sogar die Voraussetzung für eine gesunde Schwangerschaft. Da es bis vor kurzem[1] noch keine Möglichkeit gab, das Leben des Kindes im Mutterleib tatsächlich zu sehen, war es nur die Mutter allein, der ein direkter Zugang zu ihrem Kind möglich war. Das heranwachsende Kind im Mutterleib war ein Mysterium. Der Körper der schwangeren Frau, der dieses Wunder vollbringt, wurde bewundert, geachtet und mit Ehrfurcht behandelt. Aus ihrem Vermögen, Leben zu spenden, erwuchs der Frau Macht und Ansehen. Sie war Vertreterin der «großen Mutter», die alles Leben schenkt.

Bei Naturvölkern hat sich diese Sichtweise bis zum heutigen Tage erhalten. Ein schönes Beispiel, wie es einer werdenden Mutter möglich ist, mit dem Wesen ihres Kindes in Kontakt zu treten, ist von einem afrikanischen Stamm überliefert. Dort ist es Brauch, daß sich die Mutter, sobald sie erste Kindsbewegungen gespürt hat, vorübergehend von ihrem Stamm zurückzieht, um in der Einsamkeit «das Lied des Kindes» zu erfahren. Sie konzentriert sich dabei völlig auf ihr Baby und «hört ihm zu». Hat sie das Lied vernommen, so geht sie singend zurück in ihr Dorf und bringt es allen anderen bei. «Sein» Lied wird das Kind sein gesamtes Leben begleiten, es ist ein Teil von ihm. Mit seinem Lied wird das Kind bei der Geburt empfangen und begrüßt. Sein Lied wird auch während allen wichtigen Initiationen gesungen, bei der Hochzeit und auch im Sterben.

Dieser Brauch verdeutlicht sehr anschaulich die Kontinuität des pränatalen Lebens bis hin zum Übergang am Lebensende.

Bei uns, in den «entwickelten Ländern», ist viel intuitives Wissen rund um Schwangerschaft und Geburt in Vergessenheit geraten. Durch den Einzug der männlich dominierten Wissenschaftsmedizin in die bislang nur Frauen zugänglichen Gebärräume wurde vieles in den Bereich der Unwissenschaftlichkeit und des Aberglaubens verwiesen. Viele weise Frauen im Mittelalter, die Frauen unter der Geburt begleiteten, wurden als Hexen verbrannt. Das Wissen der Frauen – auch um die Möglichkeiten der Schwangerschaftsverhütung – wurde von den Männern als Bedrohung betrachtet. Schrittweise wurden die Kompetenzen der Hebammen beschnitten, und Ärzte nahmen Kurs aufs Wochenbett und zwischen die Beine der Frauen. Damals wurde auch die Rückenlage beim Gebären eingeführt, die – abgesehen vom Handstand – wohl die ungünstigste Körperhaltung bei der Geburt ist. Es dauerte Jahrhunderte, und es war ein zähes Ringen, ehe die wissenschaftlich-männliche Vorherrschaft in der Frauenheilkunde – begünstigt durch die Klinikgeburt und technische Errungenschaften – schließlich gesichert war. Lange Zeit waren somit hauptsächlich Männer zuständig (im Sinne von verantwortlich) für Schwangerschaft und Geburt. Selbst heute noch arbeiten weitaus mehr Männer in der Frauenheilkunde als Frauen. Von den Arztpraxen wird lediglich ein Drittel von einer Frau geführt, ähnlich ist die Verteilung in der Frauenklinik. Diese sieht wie folgt aus: tätige Fach- und Oberärzte: 70 Prozent, tätige Fach- und Oberärztinnen: 30 Prozent. Weitaus drastischer ist der Verteilungsschlüssel im Chefarztbereich. Chefärztinnen in der Frauenheilkunde können mit der Lupe gesucht werden. Im Berufsverband der Frauenärzte mit knapp 12000 Mitgliedern (über die Hälfte weiblich!) gibt es nur 16 Chefärztinnen, dafür aber 646 Chefärzte! Wir befinden uns somit in der paradoxen Situation, daß es hauptsächlich Männer sind, die das Geschehen in der Frauenheilkunde und Geburtshilfe maßgeblich bestimmen. Das bedeutet natürlich nicht, daß grundsätzlich **alle** männlichen Gynäkologen «schlecht» und **alle** Gynäkologinnen «gut» sind. Allerdings lassen sich traditionelle Geschlechtsstereotypen gerade in der Gynäkologie nicht verleugnen. Traditionell wird Frauen mehr intuitives Verhalten zugesprochen und zugebilligt, während Männern häufiger rationale Verhaltensweisen zugeordnet werden. Das bedeutet, Männer bewegen sich eher im männlich geprägten Wissenschaftsmodell, wo Wert auf objektive und distanzierte Beobachtungen gelegt wird. Um zu akkuraten und überprüfbaren Ergebnissen zu kommen, ist es in diesem Modell notwendig, auf Gefühle und persönliche Eindrücke weitestgehend zu verzichten und eine Trennung von Emotion und Gedanken zu praktizieren. So wird dem Unpersönlichen, technisch Beweisbaren größere Beachtung geschenkt und zugestanden als dem Persönlichen, technisch nicht Faßbaren. Die Konsequenzen einer solchermaßen betriebenen Geburtshilfe sind oftmals fatal, denn in einer Umgebung, in der Frauen sich nicht als Individuum wahrgenommen fühlen und wo es keine gefühlsmäßige Verbindung zwischen Geburtshelfer und der Gebärenden gibt, fühlen sich Frauen unwohl und nicht richtig versorgt. In einer solchen Situation wachsen Angst, Verspannung und auch Ärger. Obwohl bekannt ist, daß diese Faktoren negative Auswirkungen auf Wehen und einen komplikationslosen Geburtsverlauf haben, wird viel zu selten daran gedacht, daß dies Auswirkungen des wissenschaftlichen, technisch-medizinischen Verhaltens der Geburtshelfer sein könnten. Oft wird ein verhängnisvoller Teufelskreis in Gang gesetzt, wenn die Geburtshelfer auf geschwächte Wehen wiederum mit mehr Technik oder Chemie antworten. Ein solches Verhalten ist jedoch nicht allein bei Männern zu beobachten, denn im medizinisch-wissenschaftlichen Ausbildungsbetrieb ist dieses Modell die Regel. Deshalb handeln heute auch viele Gynäkologinnen entsprechend diesem wissenschaftlichen Ansatz. Inzwischen ist hier und dort eine Trendwende erkennbar, in der Gynäkologinnen versuchen, wieder intuitive, weibliche Verhaltensweisen in den Vordergrund zu stellen.

Ich schildere diese Entwicklung, weil sie nicht ohne Folgen

blieb und meiner Meinung nach ein wichtiger Faktor für die Tatsache ist, daß heute der Intuition der Schwangeren in bezug auf ihr Kind so wenig Beachtung geschenkt wird. Zwischen die Mutter und ihr Kind hat sich die Technik mit ihren vielfältigen Überprüfungsmethoden gestellt und hat gleichzeitig das Vertrauen der Schwangeren in ihr ureigenstes Wissen geschmälert. Damit aber nicht genug. Auch für das Ungeborene hatte diese Entwicklung weitreichende Konsequenzen. Männer können gefühlsmäßig nicht das Erlebnis der Schwangerschaft nachvollziehen. Ganz abgesehen davon, daß Gefühle in der Wissenschaft – wie beschrieben – keinen Platz haben (denn sie «beweisen» nichts, können nicht bewiesen werden, sind subjektiv nicht objektiv), können Männer nicht erfahren, wie eine Frau Leben in ihrem Körper spürt. Dieses Unvermögen hat nicht nur Gefühle des Neids hervorgerufen, sondern es bedingt auch mit das generelle Unverständnis dem Ungeborenen gegenüber. Lange Zeit entzog sich der Mutterleib dem Zugriff der Wissenschaft. Dementsprechend gering war das Wissen über das sich entwickelnde Kind. Ich benutze mit Bedacht die Bezeichnung «Baby» oder «Kind» und folge damit Peter Fedor-Freybergh, weil es wohl kaum eine Mutter gibt, die von «ihrem Embryo» oder «ihrem Fetus» spricht (laut wissenschaftlicher Bezeichnung ist das Kind bis zur 8. Schwangerschaftswoche «Embryo», danach «Fetus»). Das Kind im Mutterleib wurde mit einem vor sich hintreibenden Wesen assoziiert, dem es an Bewußtsein, Empfindung und sogar Schmerzvermögen mangelt. Das hatte zur Folge, daß bis vor circa 20–30 Jahren Frühgeborene und selbst ausgetragene Neugeborene ohne Narkose operiert wurden, weil auch ihnen – analog – die Empfindungsfähigkeit abgesprochen wurde. Auch das Geschehen unter der Geburt war gekennzeichnet durch eine große Nichtachtung der Bedürfnisse des Neugeborenen. Als «Tüpfelchen auf dem i» sei der «Begrüßungsklatsch» auf den Po erwähnt.

Inzwischen hat ein Umdenken eingesetzt, das sich allerdings nur zögerlich verbreitet. Dieses neue Bild vom Kind im Mutterleib gründet sich auf die technische Entwicklung des Ultraschalls und anderer Spezialmethoden, die es möglich machen, das sich entwickelnde Kind in seiner natürlichen Umgebung zu beobachten. So zieht inzwischen auch die Wissenschaft nach und «beweist», was Mütter seit Jahrtausenden wissen. Und erst jetzt – weil es als «bewiesen» gilt –, wird dieses Wissen ernstgenommen.

Interessanterweise gelangten allerdings schon vor Entdekkung des Ultraschalls einige Psychoanalytiker zu der Überzeugung, daß das menschliche Bewußtsein bereits im Mutterleib beginnt und daß die Erfahrungen, die das Kind im Uterus macht, prägenden Charakter haben. Pioniere der Pränatalen Psychologie wie Prof. Sepp Schindler, Gustav Graber, Otto Rank und Friedrich Kruse schlossen bereits vor vierzig Jahren aus den Beschreibungen ihrer Patientinnen und Patienten, daß sich diese an ihr vorgeburtliches Leben erinnerten und daß viele Störungen der Persönlichkeit auf Erlebnisse im Mutterleib zurückzuführen seien. Inzwischen werden diese Hypothesen, für die es damals noch keine Beweise gab, nach und nach durch die neusten Forschungen verifiziert. Allerdings wurden zunächst die «Negativfälle» bekannt. Dadurch, daß die meisten Erfahrungsberichte Erwachsener aus der psychotherapeutischen Praxis stammten, waren es oft schwerwiegende Störungen und Probleme, die im Zentrum der Betrachtungen lagen. Bei Durchsicht der einschlägigen Literatur ließ sich fast der Eindruck gewinnen, der Mutterleib sei ein gefährlicher und schrecklicher Ort, dessen negative Prägung uns unser gesamtes Leben nicht mehr losläßt. Mütter, die solche Schilderungen lesen, können so in arge Zweifel geraten, ob sie nicht vielleicht auch ihrem Kind geschadet haben. Insbesondere wenn Mütter eine nicht ganz glückliche Schwangerschaft erlebt haben, können aus solchen Berichten schwere Schuldgefühle resultieren. Erst seit einigen Jahren werden von dem noch recht neuen Wissenschaftszweig, der sich mit der Situation vor der Geburt beschäftigt – der Pränatalen Psychologie und Medizin –, die positiven Auswirkungen und die enge beglückende Beziehung zwischen Müttern und ihren ungeborenen Kindern untersucht. Und diese Studien und Forschungsarbeiten sind so faszinierend, daß jede werdende Mutter wissen sollte, wieviel Gutes sie ihrem Kind bereits in der Schwangerschaft mit auf den weiteren Lebensweg geben kann. Auch Väter können mit diesem Wissen bereits viel tun, um mit ihren Kindern schon im Mutterleib eine innige Verbindung aufzunehmen, die als sehr beglückend erlebt wird. Diese vorgeburtliche Beziehungsaufnahme wirkt sich auch nach der Geburt positiv aus.

Mit diesem Wissen soll allerdings nicht der Grundstein für neue potentielle Schuldgefühle gelegt werden. Jede schwangere Frau, die sich auf ihre Intuition verläßt und ihrem Kind in Gedanken nahe ist, tut unendlich viel.

Dieses Buch will die Wege und Möglichkeiten aufzeigen, wie Mütter und Väter ihrer Intuition vertrauen und schon vor der Geburt mit ihrem Kind eine innige und beglückende Beziehung eingehen können. Auch wenn verschiedene «Denkanstöße» aufgezeigt werden, wie das konkret möglich ist, so ist es mir ein Anliegen zu zeigen, daß im Grunde jede Mutter selbst am besten weiß, was für sie und ihr Kind gut und richtig ist. Jede Schwangerschaft ist anders, weil eben ganz unterschiedliche Personen mit ihren ganz individuellen Lebensgeschichten beteiligt sind. Die Mutter selbst ist deshalb immer die erste Expertin, wenn es um das Kind in ihrem Bauch geht. Eine direktere Verbindung läßt sich schließlich nicht denken, und keine noch so perfekte technische Errungenschaft kann die innige Mutter-Kind-Kommunikation ersetzen oder überflüssig machen. Dies sollte eigentlich ganz selbstverständlich sein. Doch gerade heute mit den vielfältigsten technischen Überprüfungsmethoden – so wichtig und lebensrettend diese manchmal sein mögen – besteht auch die Gefahr, daß eine Mutter ihrer Intuition nicht mehr traut und den Arzt mit seinen Apparaturen braucht, damit er ihr versichert, daß «alles in Ordnung» ist. Dazu ein kleines Beispiel: Sabine ist im fünften Monat schwanger. In der Stadt trifft sie eine Nachbarin, die sie harmlos fragt: «Na, wie geht es euch beiden denn so?» Ihre Antwort: «Weiß ich nicht, ich habe erst nächste Woche wieder Arzttermin.» Für Sabine bedeuten die Intervalle zwischen den ärztlichen Kontrolluntersuchungen quälende Ungewißheit: «Ist mein Kind auch gesund?» Auf ihr Gefühl glaubt sich Sabine nicht verlassen zu können. Die Sozialwissenschaftlerin Eva Schindele beobachtete eine Entfremdung zwischen Mutter und Kind, die sich um so mehr ausprägt, je mehr Tests zur Verfügung stehen:

«Inzwischen scheinen schwangere Frauen ihrem Arzt sogar mehr zu trauen als ihrer eigenen Wahrnehmung. Nur noch neun Prozent aller Schwangeren gestehen sich eigenständige Entscheidungen zu, was ihr Verhalten in der Schwangerschaft und unter der Geburt betrifft. 90 Prozent sehen ausschließlich ihren Frauenarzt als kompetenten Entscheidungsträger an.»

Dies Buch möchte Frauen ermutigen, in sich hineinzuhorchen, die Signale ihres Körpers und ihres Kindes zu hören, zu verstehen und diesen zu vertrauen. Wie sehr sich das «lohnt», zeigen unzählige Berichte von Frauen, die bewußt eine direkte Beziehung zu ihrem Ungeborenen eingegangen sind.

So berichtet eine Frau über die Erfahrungen, die sie und ihr Mann mit der Haptonomie gemacht haben. (Die Haptonomie ist eine sehr schöne Möglichkeit, mit dem Kind schon vor der Geburt in Beziehung zu treten. Mehr dazu ab Seite 116.)

«Die Haptonomie hat meinem Mann und mir während der Schwangerschaft Zeiten intensiven Kontaktes mit Anne (der Tochter, Anm. der Verf.) ermöglicht. Außerdem haben wir dadurch ihre Eigenständigkeit verspüren können. Das wiederum gab mir während der Geburt verstärkt die Sicherheit, daß jegliche Regung meines Körpers, die ich durch Anne bewirkt sah, richtig sei. Es tat gut, den Dingen einfach seinen Lauf lassen zu können. Voller Vertrauen war ich während der Zeit im Kreißsaal ständig bei ihr – mindestens eine Hand am Bauch. Auch mein Partner war die ganze Zeit ständig bei uns, gedanklich, aber auch aktiv. Das tat gut und war wichtig; für Anne, für ihn und für mich.»[2]

Aber sogar über die Geburt hinaus entwickeln sich Kinder, die schon im Bauch mit ihrer Mutter kommuniziert haben, besser. Sie sind als Baby zufriedener, ausgeglichener, und sie schneiden im Kleinkindalter bei Sprachtests weit vor ihrer Altersgruppe ab. Immer mehr Forscherinnen und Forscher entdecken die erstaunlichen Fähigkeiten der Ungeborenen. Offenbar lernen sie bereits im Uterus viel über ihre Umgebung, ihre Mutter, ihren Vater und ihre Geschwister. Die Koordination ihrer Bewegungen, ja sogar die Reaktion auf das Gesicht der Mutter sind auf geheimnisvolle Weise bereits «trainiert». Die Zeit im Mutterleib ist Vorbereitungszeit, ein «pränatales Klassenzimmer», und die Babys entwickeln dort mehr als «nur» ihren biologischen Körper. Was im einzelnen, davon will dieses Buch berichten.

Mit den meditativen Texten von Andrea F. Cremer, die sie während ihrer Schwangerschaften schrieb, kann sich jede Schwangere Anregungen holen und die Geschichten für sich selbst weiterträumen. Ihre Texte berühren die Symbolebene. Deshalb klingen sie in uns nach und setzen neue Gedanken frei. Für mich bedeuten ihre Texte eine große, glückliche Bereicherung für das Buch. Danken möchte ich, Theresia, den Frauen, die mir bei der Erstellung des Buches sehr geholfen haben: zuallererst sicherlich Ulrike Hauffe, ohne deren Vermittlung dieses Buch nicht entstanden wäre, dann aber auch Corina Amse, Jutta Fink, Dagmar de Levie, Silke Jantz-Roßkamp, Anke Kück und Heike Schwitzke. Herzlichen Dank für die fachliche Unterstützung: Dr. med. Mehdi Djalali, Dr. Gesine Huth, Sabine Daewoed Neumann und Dr. med. Christine Schulz-Züllich. Ganz besonderen Dank auch allen Frauen, die mir ihre Schwangerschaftserlebnisse erzählt und mir so viel zusätzliche Denkanstöße gegeben haben. Ihre Namen sind geändert worden, um ihre Anonymität zu schützen.

Anmerkungen

1 «Kurz» ist ein relativer Zeitbegriff. Stammesgeschichtlich betrachtet, sind auch 100–200 Jahre eine «kurze» Zeitspanne. Um so mehr dann 20–30 Jahre!

2 Aus: GEBURTsTage. Ein Lesebuch. Herausgegeben von Heike Schwitzke. In diesem sehr persönlichen Buch sind Geburtsberichte gesammelt von Frauen, die in der Schwangerschaft haptonomisch betreut wurden. Ein sehr eindrucksvolles Leseerlebnis! Zu beziehen nur über Heike Schwitzke: Bonner Str. 208a, 42697 Solingen.

wer ruft in meinem leib...

ein wogen
glucksen
rauschen wie meeresgrund
lieg still, nur höre, dies fremde innere geräusch
von liebe
einstmals in den wind gesprochen
ist nun
stimme und blut und hand und
herzschlag für herzschlag
brandet
an die ufer meiner haut
ich sehe Dich unscharf und doch deutlich
ich atme
Dich in das sonnengeflecht
und spanne Deine adern auf den regenbogen
soviel zurücklassen?
der kuß hinter den hecken drang tief
aus der lache
wachsen weiße und rote rosen

2. Die erstaunlichen Fähigkeiten des sich entwickelnden Kindes im Mutterleib

In der Vergangenheit haben wir die Fähigkeiten von Ungeborenen, aber auch von Neu- und Frühgeborenen sehr unterschätzt. Viele unserer Vorstellungen vom Leben im Mutterleib haben sich in den letzten Jahrzehnten als falsch erwiesen. Die medizinische Forschung hatte die ungeborenen und neugeborenen Kinder nicht ernst genommen und deshalb auch letztendlich nicht verstanden. Sogar Babys wurde die Fähigkeit, Gefühle zu empfinden, aberkannt. Auch deshalb wurden sie noch bis vor kurzem allein in ihre Bettchen gelegt, ihr Protestgeschrei und später ihr Weinen der Verzweiflung wurde zwar gehört, es wurde aber nicht darauf reagiert. Eine solche Gefühlskälte wurde sogar medizinisch begründet: «Schreiende Babys trainieren ihre Lungen», hieß es allgemein. Eine Sichtweise, die völlig aus der Luft gegriffen war, sich aber mit konstanter Hartnäckigkeit über Generationen gehalten hat. Diese seelische «Abhärtungskur» wurde zudem damit begründet, daß Babys auf keinen Fall «verwöhnt» werden sollten. Mütter, die instinktiv spürten, daß dies nicht richtig sein kann, und denen das Weinen ihrer Kinder unerträglich war, trauten sich dennoch nicht immer, ihr Wissen gegen die offizielle Erziehungslehre zu verteidigen und ihre Kinder zu sich zu nehmen. Sie halfen sich damit, das Bettchen so weit weg wie möglich zu stellen, damit sie das Schreien wenigstens nicht mehr zu hören brauchten.

Dies Nicht-hören-Wollen, das Ignorieren der inneren Stimme findet sich auch in der Medizin heute. Das, was nicht beweisbar ist, darf es nicht geben; gibt es nicht. Dogmen werden mit Vehemenz verteidigt, selbst neue Beweise werden nicht wahrgenommen oder abgelehnt. So ist es erst vor wenigen Jahren der

Wiener Neonatologin (die Neonatologie ist ein Spezialgebiet der Kinderheilkunde, das sich insbesondere mit Frühgeborenen beschäftigt) Dr. Marina Marcovich ergangen, als sie die Erfahrung machte, daß viele zu früh geborene Kinder bereits ab der 26. Woche in der Lage sind, eigenständig zu atmen und deshalb keine künstliche Beatmung benötigen. Diese Erkenntis widersprach eindeutig der «Lehre», nach der die Lunge zu diesem Zeitpunkt noch nicht funktionstüchtig sei. Selbst die «Beweise», nämlich die vielen, vielen extrem kleinen Frühchen, die allein atmeten, wurden als nicht relevant vom Tisch gefegt. Erst ganz allmählich setzt hier ein Nachdenken und Umdenken ein, und immer weniger Frühgeborene müssen künstlich beatmet werden.[1]

Viel Wissen über Ungeborene haben wir den zu früh geborenen Kindern zu verdanken, zeigten sie uns doch mit ihren Fähigkeiten, wozu sie bereits in der Lage sind und was wir bislang für unmöglich hielten.

Von einem ähnlichen Dogmenstreit in der Pränatalmedizin berichtet der amerikanische Psychologe Dr. David Chamberlain, der seit langem über das Leben vor der Geburt forscht und publiziert. Gestritten wird um die Denkfähigkeit beziehungsweise über die Entwicklung des Gehirns von Babys: «Es ging dabei um die Myelinscheiden, die die Nervenstränge isolieren. Ich selbst bin hier gegen eine Mauer geprallt, als ich begann, meinen Kollegen von den Geburtserinnerungen zu erzählen, von denen mir meine Patienten berichteten. Sofort kam die Reaktion: Solche Erinnerungen sind unmöglich, weil bei der Geburt die Myelinscheiden noch nicht vollständig entwickelt sind und Signale daher noch nicht richtig durch das Nervensystem übertragen werden können. Wahr ist vielmehr, daß die Myelinisierung an einigen Stellen bereits wenige Wochen nach der Befruchtung beginnt, aber erst in der Pubertät beendet ist. Sie ist kein Maßstab dafür, was das Gehirn eines Babys leisten kann.»[2]

Diese zwei Beispiele zeigen, wie interpretationsbedürftig wissenschaftliche Erkenntnisse zuweilen sein können. Trotzdem ist es interessant, welche Fähigkeiten den Ungeborenen inzwischen auch auf wissenschaftlicher Basis zugeschrieben werden. Neueste Forschungsergebnisse setzen das «Funktionieren» der Sinne immer früher in der Entwicklungsgeschichte des Kindes an. Ein kleiner Überblick, der keinen Anspruch auf Vollständigkeit erhebt, möge werdenden Eltern als Leitfaden dienen, soll aber ihre eigenen Wahrnehmungen und Empfindungen nicht beschränken.

Zwei

Du bist
Zwei
wiederholt
bekannt
ohne wunder
vielleicht
auch
stiller mein puls

ich schließe die lider
Dich zu spüren
wie abendluft
wie atmen
und
das treiben des lichts in den bäumen
Du bist
Zwei
so jetzt
und so schön
wie
mein eigenes gesicht

2.1 Von Tönen umgeben – die Klänge der Innenwelt

«Das Auge ist der Spiegel,
aber das Ohr ist die Pforte zur Seele»

Indonesisches Sprichwort

Die Entwicklung des Hörsinnes ist von besonderer Wichtigkeit für das Ungeborene, denn in einer Umgebung, in der das Sehen nur eingeschränkt möglich ist, bedeutet das Hören eine der wichtigsten Möglichkeiten, die Umwelt zu erfassen. Vielleicht ist deshalb das Hörvermögen von Blinden besonders gut ausgeprägt, vielleicht berichten deshalb einige Forscher von dem Phänomen, daß Neugeborene einige subtile Tonunterscheidungen besser treffen können als Erwachsene. Noch um 1900 hieß es, daß «alle Kinder unmittelbar nach der Geburt taub sind, weil die Luft in der Paukenhöhle vor dem Luftathmen fehlt».[3] Hier hat sich der Stand der Wissenschaft erheblich erweitert. Die Anfänge der Ohrentwicklung beginnen bereits zwischen dem 15. und 18. Tag. Mit 12 Wochen differenziert sich das Cortische Organ im Innenohr (die «Schnecke, unser eigentliches Gehörsinnesorgan»). Obwohl die anatomische Entwicklung des Ohres mit 16. Wochen noch nicht ausgereift ist, kann der Fetus bereits zu diesem Zeitpunkt (andere Quellen sprechen von 24 Wochen) akustische Stimulationen wahrnehmen und darauf durch Veränderung des Herzschlages reagieren.[4] Das Innenohr ist das einzige Organ, das schon Mitte der Schwangerschaft seine volle Größe erreicht hat. Während der letzten drei Monate vor der Geburt ist die Cochlea, das Hörorgan, voll ausgereift, und das Ungeborene reagiert auf Töne mit unterschiedlichsten körperlichen Bewegungen. Dies ist auch der Zeitpunkt, an dem die Umwelt ununterbrochen wahrgenommen wird.

Die Umwelt des Ungeborenen ist um ein Vielfaches reicher, als wir uns das noch bis vor kurzem vorgestellt haben. Eigentlich ist es im Mutterleib nie ganz still. Zum einen hört das Kind alle Innengeräusche der Mutter: den Herzschlag, das Rumpeln der Gedärme, das Einströmen der Luft beim Atmen, das konstante Rauschen des Blutes, vielleicht hustet die Mutter, insbesondere aber hört es ihre Stimme (und zwar hauptsächlich von innen).

Diese Geräusche, allen voran der Herzschlag, haben auch nachgeburtlich großen Einfluß auf das Wohlergehen der Kinder. In einer inzwischen wohlbekannten Studie konnte nachgewiesen werden, wie positiv sich das Hören von Herztönen auf das Gedeihen und die Gesundheit von Neugeborenen auswirkt. In einer Säuglingsstation bekam ein Gruppe von Babys täglich Herztöne vorgespielt, eine andere Gruppe nicht. Die «Herztonbabys» nahmen schneller zu, schliefen besser und weinten weniger. Diese Entdeckung wird jetzt auch mit gutem Erfolg auf Frühgeborenen-Intensivstationen eingesetzt. Auch hier entspannen sich die Babys und gedeihen besser, wenn sie intrauterine Töne hören können. Mittlerweile gibt es Spezialaufnahmen mit ganzen «Geräuschcocktails», die das Hörempfinden im Mutterleib nachahmen. Ähnlich gute Erfahrungen wurden auch mit einigen klassischen Musikstücken gemacht, wobei sich offenbar die Musik von Mozart besonders gut zur Entspannung eignet.

Doch auch alle Außengeräusche dringen zum Ungeborenen vor, und es macht seine Mutter durch gezielte Bewegungen – Fußtritte beispielsweise – darauf aufmerksam, wenn ihm gewisse Geräusche oder Musikstücke mißfallen. Allgemein bekannt dürfte inzwischen sein, daß viele Schwangere Rockkonzerte vorzeitig verlassen müssen, da ihre Kinder im Bauch sehr ungehalten auf diese «Lärmbelästigung» reagierten. Doch die Differenzierung ist noch viel subtiler. Musik ist noch lange nicht Musik. Und selbst Akkordeonklänge werden sehr unterschiedlich begutachtet. So berichtet die Akkordeonspielerin Michaela Dietl von der Vorliebe ihres Kindes für Walzermelodien, gleichzeitig aber von einer tiefen Abneigung gegen Tangorhythmen. Bei ihrer Arbeit als Straßenmusikerin hatte das durchaus Auswirkungen aufs Repertoire:

«Auf dem Marienplatz hatten wir großen Erfolg, nebenbei übten wir noch sogenannte ernsthafte Lieder, die wir auf Veranstaltungen von Friedensinitiativen etcetera vortrugen. Nichts schien diesen Fluß zu unterbrechen – bis sich Carla meldete. Und Carla hatte bereits einen eigenen Geschmack. Sie liebte Walzer, und sie liebte vor allem italienische Schnulzen. Und sie mochte keine Tangos und keine Polkas und nur sanfte melancholische jiddische Lieder. Kaum spielten wir einen Tango, trat sie mir so heftig gegen die Bauchdecke, bis ich aufhörte. Bei Polkas ebenso. Helga (die Duopartnerin, Anm. d. Verf.) konnte es kaum glauben. Wir standen mitten auf dem Marienplatz, ein Haufen Leute um uns rum, und wir wollten natürlich noch ein schnelles Stück spielen, um die Leute noch einmal richtig aufzupeitschen. Aber Carla meldete sich so heftig, daß wir mitten im Stück aufhören mußten, um statt dessen die musikalische Runde mit einer zuckersüßen Schnulze zu beenden. Ab dem 7. Monat war Carla dann restlos kompromißlos.»[5]

Wie wichtig die Wahrnehmung und Hörfähigkeit für das sich entwickelnde Kind im Mutterleib sind, zeigt sich auf eindrucksvolle Weise an der Vielzahl von Berichten und Studien, die eine Verbindung von pränatal gehörten Ereignissen und späteren nachgeburtlichen Verhaltensweisen zeigen. Diese lassen den Schluß zu, daß das Ungeborene auch die Fähigkeit zu lernen besitzt. Einzelheiten dazu deshalb unter dem Stichwort «Lernen», obwohl die dort beschriebenen Vorgänge oftmals ganz eng mit der Hörfähigkeit verknüpft sind.

Ebenfalls mit der Fähigkeit zu hören ist die Kommunikationsfähigkeit verbunden. Auch die Sprachentwicklung und das soziale Verhalten hängen zu einem erheblichen Teil mit der Hörfähigkeit zusammen. Chaimberlain nennt das pränatale Gehör «eine private Telefonleitung, die lange vor der Geburt die Unterhaltung mit der Familie erlaubt».

Alfred Tomatis, der französische Pionier der Gehörforschung, vergleicht die Corti-Zellen im Innenohr mit den Sinneszellen der Haut. Die inneren und äußeren Haarzellen der

Schnecke wandeln die Schallwellen in Impulse um, die ans Gehirn weitergeleitet werden. Diese Schallwellen werden über die Haut der Mutter, über die Luft und über die Knochen übertragen. Die Stimme der Mutter hört das Kind also in der Tat hauptsächlich «von innen». Die im mütterlichen Kehlkopf entstandenen Töne wandern als Schwingungen die Wirbelsäule abwärts (denn Knochen «leiten» Schallwellen). Im Becken, das wie ein Resonanzkörper arbeitet, werden sie nochmals verstärkt und gelangen von dort ins (teilweise knöcherne) Ohr des Kindes. Aber auch Geräusche von außen werden zu einem großen Teil über das mütterliche Ohr dem Kind weitergeleitet. Doch durch das Prinzip der Schallübertragung dient auch die gesamte Haut der Mutter dem Kind als «Ohrverlängerung».

Erstaunlich ist, daß die Stimme der Mutter in der Tonlage einen Vorteil gegenüber der tieferen männlichen Stimme hat. Babys können nämlich hohe Stimmen besser hören als dunkle, tiefe. Die Bereiche im Ohr, die für den Empfang hoher Töne verantwortlich sind, werden eher ausgebildet als die Bereiche für die niederen Frequenzen. Erst in der Pubertät vervollständigen sich die Bereiche für niedere Frequenzen.

Die mütterliche Stimme ist also ein erstklassiges Instrument, um mit dem Baby im Bauch Kontakt aufzunehmen. Mehr dazu in Kapitel 3.1.

unter der muschel ...

unter der muschel
schläft es
ist ein weitrer leib von Dir
zu mir gelangt
wandern augen
zeichnen sich spuren
ab
blau und pochend
unbenannt
singt unter der muschel wieder
der ton des tiers
derselbe
von jeher
tief drunten, der ton
der unter Deinem scheitel prickelt
der strömt
und watet in schilf und blut
unter der muschel
tönt es
laut
laut

2.2 Der Tastsinn: unser Urkontakt- und (Ge)Fühlsinn

Entwicklungsgeschichtlich wird dem Tastsinn als Urkontaktsinn, aus dem sich alle anderen Wahrnehmungsorgane und -sinne – mit ihren ganz spezifischen Kontaktfähigkeiten – entwikkeln, höchste Bedeutung zugeschrieben. So wird auch der Tastsinn bereits in der embryonalen Phase angelegt, und zwar noch bevor sich andere Sinne entwickeln. Dies allein ist schon ein deutlicher Hinweis darauf, wie zentral die Fähigkeit zu fühlen ist, denn die Organe werden in der Reihenfolge ihrer Wichtigkeit von der Natur angelegt. Das Wort «fühlen» gibt uns einen wichtigen Hinweis auf die Dualität dieses Sinnes. Denn wir können sowohl im biologischen Sinne fühlen – als körperliches Empfinden, wie wir es über die Nervenbahnen übermittelt bekommen – wie auch psychisch unzählige Gefühlsempfindungen unterscheiden. Dabei kann unser seelisches Wohlbefinden entscheidend mit über die Sinneszellen der Haut bestimmt werden. Das läßt sich sehr leicht beobachten: wenn wir einen Säugling streicheln, so entspannt sich sein gesamter Körper, und vielleicht streckt er sich wohlig wie ein kleines Kätzchen. Weinende Babys lassen sich am besten beruhigen, wenn sie aufgenommen werden und einen direkten, liebevollen Körperkontakt spüren. Auch das Wort spüren bezieht sich auf beide Ebenen – körperlich, aber auch psychisch spüren wir etwas. Das, was wir spüren, beeinflußt wiederum, was und wie wir uns fühlen.

Zwischen der 8. und 17. Schwangerschaftswoche entwickelt sich das Empfindungsvermögen auf Berührungsreize. Und zwar ausgehend von den Lippen zu den Wangen, der Stirn, den Handinnenflächen, den Oberarmen und nach und nach über den gesamten kleinen Körper. Interessant ist die Beobachtung, daß zu Beginn das Ungeborene einer Berührung der Wange ausweicht, sich jedoch später in der Entwicklung zu der Berührungsquelle hinwendet. Dies wird mit der Entwicklung des «Schnappeffekts» erklärt, den Neugeborene nach der Brust der Mutter zeigen und der eine wesentliche Komponente des Fütterverhaltens ist.

Fertig entwickelt ist die Berührungsempfindlichkeit im 5. bis 6. Monat. Durch die Ultraschallstudien der italienischen Kinderpsychoanalytikerin Alessandra Piontelli ist jeglicher Zweifel an der Empfindungsfähigkeit der Ungeborenen hinfällig. Bei ihren Beobachtungen stellte sie immer wieder fest, auf welch vielfältige und individuell unterschiedliche Weise Kinder im Mutterleib auf Berührungsreize reagieren, aber auch wie sie Berührungsspiele selbst initiieren. So konnte sie sehen, wie unangenehm offenbar der Nadeleinstich bei der Fruchtwasseruntersuchung auf das Kind wirkt. Zu sehen war jedenfalls, daß sich die Kinder von der Nadel weg in eine andere Ecke der Gebärmutter bewegten.

Einige Forscher berichten sogar von Beobachtungen, in denen ein Kind in der 24. Woche, das zufällig von der Nadel bei der Fruchtwasserentnahme berührt wurde, sich zunächst wegdrehte, dann aber wiederholt mit dem Arm auf die Nadel einschlug. Manche Kinder erstarren bei der Fruchtwasserentnahme wie in einem Angst- oder Schockzustand. Die Herzfrequenz ändert sich drastisch, und auch die Atembewegungen verringern sich. Erst nach einigen Tagen erreichen sie wieder die frühere Häufigkeit.[6] Weshalb der Verlust einer so kleinen Menge Fruchtwasser (20 ml) zu solch vehementen Reaktionen führt, kann bislang noch nicht erklärt werden, zumal sich die entnommene Menge Fruchtwasser recht schnell wieder nachbildet. Allerdings kommt es auch vermehrt zu Fehlgeburten nach Fruchtwasserentnahmen.

Streßreaktionen des Kindes sind auch bei intrauterinen Bluttransfusionen (im Mutterleib) nachweisbar. Eine Messung des kindlichen Hormonspiegels wies erhöhte Streßhormone nach (Kortison und B-Endorphin). Daraus wird auch wissenschaftlich auf eine Schmerzempfindlichkeit in Utero gefolgert.[7]

Beispiele für angenehme Berührungsreize in der mütterlichen Umwelt gibt es inzwischen auch viele. So berichtet ebenfalls Piontelli von einem Zwillingspärchen, das sich im Mutterleib gegenseitig durch die sie voneinander trennenden transparenten

Hüllen der Fruchtblasen streichelte. Später, im Kleinkindalter, wiederholten sie dieses offenbar angenehme Spiel, indem sie sich mit Tüchern umhüllten und sich durch diese dünne Umhüllung streichelten und einander liebkosten.

Tastsinn und Gleichgewichtssinn (der sich im 3. Monat entwickelt) regen die Eigenwahrnehmung des Kindes an. Das Kind berührt sich selbst – insbesondere im Gesicht –, ja es nuckelt sogar schon an seinen Füßen, Zehen, Händen, Fingern und – so wie viele Babys auch mit Vergnügen nach der Geburt – am Daumen. Einige «Intensivsauger» haben sogar bei der Geburt kleine Saugschwielen am Daumen. Doch nicht nur sich selbst, das Kind berührt auch gerne die Nabelschnur, vielleicht ist es sogar eine Art von «Spiel», und einige Kinder pflegen einen intensiven Kontakt mit der Plazenta. Piontelli berichtet von einem kleinen Mädchen, das mit Hingabe unermüdlich die Plazenta geleckt hat und bereits im Mutterleib einen sehr sinnlichen Eindruck vermittelte. Eine Verhaltensweise, die sich nach der Geburt und in den ersten Lebensjahren bestätigte. Die Kleine leckte mit Vorliebe die Brust der Mutter, ihre Arme, ihre Schulter, aber auch Pullover und Sofas, sogar den Fußboden. Aus dieser Betätigung schien sie stets großes Vergnügen zu ziehen.

Bei männlichen Säuglingen konnten bereits in der 16. Schwangerschaftswoche Erektionen (verbunden mit dem Daumenlutschen) beobachtet werden.

Auffällig ist jedoch die große individuelle Bandbreite, in der sich die Verhaltensweisen schon im Uterus voneinander unterscheiden. Das läßt den Schluß zu, daß die Persönlichkeit des Kindes schon zu Anfang besteht.

Der Psychologe Peter G. Hepper warnt indes vor voreiligen Schlußfolgerungen.[8] Wenn keine Reaktion auf einen Stimulus erfolge, sollte daraus nicht sogleich geschlossen werden, daß das Ungeborene diesen Reiz nicht fühlen würde. Möglich wäre immerhin auch, daß das Ungeborene auf einen bestimmten Stimulus nicht reagieren will oder vorübergehend nicht reagiert. Schließlich reagieren Erwachsene bei der Vielzahl verschiedener

Außenreize auch längst nicht immer. Daraus würde schließlich niemand den Schluß ziehen, daß diese (unbeantworteten) Reize nicht wahrgenommen würden.

2.3 Die Bewegungen – der Tanz durchs Fruchtwasser

Lange ehe die Mutter die ersten Kindsbewegungen spürt (ab der 16. Woche), ist das kleine Wesen bereits sehr aktiv. Erste Zukkungen und Lageveränderungen sind per Ultraschall ab der 6. Entwicklungswoche beobachtet worden. Von Woche zu Woche nimmt die Vielfalt der Bewegungen zu, und sie werden bereits ab der 10. bzw. 12. Woche als **nicht** reflexhaft, sondern als spontan, anmutig und zu einem gewissen Grad auch als gesteuert beschrieben. Es bewegt sich schon die eine Hand zur anderen, die Hand zum Gesicht und zum Mund, die Glieder werden gestreckt und gebeugt, der Mund wird geöffnet und geschlossen, ja sogar Schluckbewegungen wurden schon so früh festgestellt. Selbst Rotationsbewegungen um die Längsachse sind möglich. Lacht oder hustet die Mutter, entdeckten Forscher per Ultraschall eine Bewegungsreaktion innerhalb weniger Sekunden. Besonders in der frühen Schwangerschaft ist die Bewegungsfreiheit noch nicht durch Raumnot eingeschränkt, und die Winzlinge sausen, schlingern oder routieren sich in einem endlosen Tanz durch das Fruchtwasser. Ultraschallbeobachter äußern sich immer wieder beeindruckt von der Anmut, dem Rhythmus, der Vielfalt und der Komplexität der Bewegungen. Alessandra Piontelli schreibt: «Ich war besonders verwundert über die Freiheit der Bewegungen, die ein Fötus – insbesondere in den frühen Entwicklungsstufen – genießen kann. Mit dem Einsetzen der Schwerkraft, der das Kind bei der Geburt unterworfen wird, verliert es diese Freiheit zunächst für eine Weile. In diesem Sinne erscheint das Baby als ein viel impotenteres Wesen als sein Vorgänger im Uterus.»[9]

Schon ab der 15. Woche ist das Bewegungsrepertoire so weit

wie das eines Neugeborenen ausgebildet. Ab dem 4. Monat kann das Ungeborene die Stirn runzeln, schielen und Grimassen schneiden. Wenn man ihm über die Augenlider streicht, runzelt es die Stirn, wenn man über seine Lippen streicht, beginnt es zu saugen. Sowohl saugen als auch schlucken sind komplexe Reflexe.[10]

Von einem Ende der Gebärmutter zum anderen Ende bewegen sich die kleinen Miniaturwesen, indem sie sich mit den Füßen und Beinen kräftig abstoßen (wie Schwimmer im Wasser ...). Um zur anderen Seite zu gelangen, drehen sie sich nochmals elegant einmal um ihre Längsachse. Dieser Bewegungsablauf erfordert eine erstaunlich komplexe Koordination: eine Drehung des Rückgrats, die Rotation von Kopf und Schultern und die Anspannung der langen Spinalmuskeln. Dieses Kunststück können termingerecht Geborene erst nach drei bis vier Wochen nach der Geburt wieder vollführen. Dann nämlich, wenn sie sich an die Schwerkraft gewöhnt haben.

Dies schwerelose Schweben im Mutterleib, von dem Forscher sich so begeistert zeigen, bleibt uns vielleicht ein ganzes Leben in Erinnerung und als Sehnsucht erhalten. In letzter Zeit wird das Element Wasser in verschiedensten Therapieformen als Medium eingesetzt. Besonders sei in diesem Zusammenhang auf das Rebirthing hingewiesen. Diese Therapierichtung will Menschen die Möglichkeit geben, sich durch Erinnerung an das vorgeburtliche Leben von möglichen Verletzungen und Traumen zu befreien. Im Wasser schwebend, nur leicht am Rücken gehalten, soll diese Erinnerung leichter zu erlangen sein und die Heilung der Gefühle einfacher möglich sein.

Eine Hebamme, die einen Teil ihrer Schwangerschaftsvorbereitungskurse im Schwimmbad erteilt, ermutigt ihre Kursteilnehmerinnen, sich aufs Wasser zu legen und sich – ebenfalls von einer vertrauten Person gehalten – gleiten zu lassen (Watsu-Übungen). Sie berichtete mir folgendes Erlebnis:

«Ich zog eine Schwangere sanft durch das Wasser, als sie auf einmal anfing zu sprechen: ‹Ich fühle mich wie ein Kind im

Mutterleib. Es ist absolut herrlich. Die Freiheit ist grenzenlos.›» Durch das Medium Wasser fällt es ihren Kursteilnehmerinnen auch leichter, sich auf ihr Baby im Bauch zu konzentrieren. Mehr zu diesen Möglichkeiten siehe Kap. 3.5.

2.4 Süßes schmeckt besonders gut

Auch Ungeborene sind schon kleine Naschkatzen. Die Vorliebe für süße Sachen scheint uns allen in die Wiege gelegt zu sein. Bei mehreren Untersuchungen wurde eine Zunahme der Schluckbewegungen verzeichnet (Verdopplung), wenn süßes Wasser ins Fruchtwasser gespritzt wurde. Bei saurem oder bitterem Wasser hingegen wurde seltener «getrunken». Die Reifung der Geschmacksknospen konnte schon vor der 14. Woche nachgewiesen werden. In den letzten drei Monaten der Schwangerschaft trinkt ein durchschnittliches Ungeborenes stündlich zwischen 15 bis 40 Milliliter Fruchtwasser. Das sind circa 40 Kalorien täglich. Babys von Müttern, die regelmäßig in der Schwangerschaft rauchen oder trinken, nehmen weniger Fruchtwasser zu sich. Nikotin oder Alkohol scheinen dem Baby nicht zu schmekken. Dies wird als einer der Gründe angesehen, weshalb dermaßen belastete Babys bei der Geburt kleiner sind und auch weniger wiegen (bis hin zum Untergewicht). Süßes bleibt auch nach der Geburt die Lieblingsgeschmacksrichtung. Wer schon einmal Muttermilch probiert hat, weiß, wie süß sie ist und wie gerne Babys sie trinken (mal ganz abgesehen davon, daß sie immer speziell auf die Bedürfnisse des Kindes abgestimmt ist).

2.5 Sehtraining im Uterus

Noch vor 15 Jahren waren sich die Wissenschaftler nicht einig, ob Kinder im Mutterleib überhaupt schon etwas sehen können. Der Sehsinn entwickelt sich als letzter im Uterus. Noch immer wissen wir nicht sehr viel über intrauterines Sehen. Das mag aber auch auf unsere in dieser Beziehung noch nicht sehr sensiblen Testmethoden zurückzuführen sein (ein Handicap, das auch in vielen anderen Bereichen Probleme bereitet). Denn noch immer lautet eine Maxime in der Wissenschaft: Erst wenn wir Phänomene beweisen und erklären können, gibt es sie auch. Neugeborene verfügen jedoch schon über ein so ausgereiftes Sehvermögen (in vielen Bereichen schon fast auf Erwachsenenniveau), daß wir davon ausgehen müssen, daß auch dazu ein Training im Mutterleib stattgefunden haben muß. Die Sehstäbchen beispielsweise bilden sich schon Anfang des 5. Monats. Verschiedene Studien berichten von Reaktionen des Ungeborenen auf intensive Lichtbestrahlung. Diese löst Bewegungen aus. So verfolgen Ungeborene die Lichtquelle bei einer punktuellen, sich bewegenden Lichtbestrahlung. Andere Forscher fanden, daß sich der Herzschlag des Kindes unter Lichtbestrahlung beschleunigt.

Stimme ein Lied in Dir an. Sprich nicht, lausche vielmehr nur den Melodien Deiner Sehnsucht nach Leben, so wie das Blau des Himmels und das Sich-Öffnen einer Blume ebenso auf Deiner Haut spürbar wird...

Nicht nur **auf** der Haut, auch darunter, innen, ganz in Deiner Mitte wächst etwas von Dir und doch ganz **selbst** auch, unabhängig von Dir... nimm es an...

sieh hin...

...in den schweigenden bäumen
sieh hin die lava
in den starren teichen
glutfluß
und worte
in den lüften
von ferne kommt alles unsrige
und heiter dringt durch den himmel
das lied des angekommenen lebens

2.6 Emotionen – Mutter und Kind fühlen im Einklang

Die Mutter ist die Welt des Ungeborenen. Sie sind «eins – und doch nicht eins» – wie es eine Schwangere einmal äußerte. Die Emotionen der Mutter beeinflussen die weitere psychische und, wie einige Forscher annehmen, auch die physische Entwicklung des Kindes. Pränatalpsychologen betonen den prägenden Charakter, den mütterliche Emotionen auf das Ungeborene haben können. An dieser Stelle nochmals der Hinweis auf die Negativbeispiele. In der (Fach-)Literatur sind überwiegend Fälle beschrieben worden, in denen schwere mütterliche Traumen, mütterliche Ablehnung dem Kind gegenüber, Abtreibungsversuche (die überlebt wurden) das spätere Leben des Kindes schwerwiegend beeinflussen, ohne daß sich die Patienten der Ursachen bewußt waren. Ein Wiedererinnern (welches durch verschiedene Methoden möglich ist) bringt oft den Durchbruch in der Therapie und hilft den Patienten, sich von sogenannten negativen Engrammen (Gedächtnisspuren) zu befreien. Es ist aber genauso möglich, daß sich positive Erfahrungen im Mutterleib ein ganzes Leben bemerkbar machen und mit zu einem Urvertrauen und unerschütterlichem Optimismus beitragen. Ebenso sollte darauf aufmerksam gemacht werden, daß es nicht die kurzen Phasen von Traurigkeit, von Niedergeschlagenheit oder ein Streit mit dem Partner sind, die die Entwicklung des Ungeborenen für immer negativ beeinflussen. Solche Momente gibt es in jeder Schwangerschaft, und auch ambivalente Gefühle dem Kind gegenüber sind völlig normal. Schließlich verändert sich mit der Geburt eines Kindes das Leben – besonders das Leben der Mutter – grundlegend. So wird es auch heute noch Frauen schwergemacht, Kind und Beruf zu vereinbaren. Meist sind es noch immer die Frauen, die ihre Berufstätigkeit – und damit ihre finanzielle Unabhängigkeit – zumindest vorübergehend an den Nagel hängen. Gedanken, die werdende Mütter durchaus plagen können, sind: Wie soll ich das alles überhaupt schaffen, wie verändert sich dadurch unsere Partnerschaft, werde ich als Mutter noch begehrenswert sein? Es ist wichtig, daß sich Frauen diesen nagenden Gedanken durchaus stellen, auch wenn sie sich noch so sehr auf ihr Kind freuen. Es wird dem Kind keineswegs schaden. Solange sich die Schwangere dieser Gefühle bewußt ist, ist das sogar besser, als wenn Ängste nicht eingestanden werden und so im geheimen bzw. im Unbewußten weiter wachsen.

Sozusagen als Gegengewicht zu all den «böse Gebärmutter»-Geschichten, die bereits (vornehmlich von Männern) in Umlauf gebracht wurden, möchte ich an dieser Stelle kurz eine Studie vorstellen, die belegt, daß ungünstige prä- und perinatale Umstände keineswegs unweigerlich ins Chaos führen.

Die Verhaltensforscherin Emmy E. Werner von der University of California, Davis, war, ebenso wie viele ihrer Kollegen, von der Frage fasziniert, weshalb manche Kinder aus sozial stark benachteiligten Schichten und chaotischsten Familienverhältnissen sich zu erfolgreichen, verantwortungsbewußten und emotional stabilen Persönlichkeiten entwickelten.[11] Die Fragen, die die Studie beantworten sollte, lauteten:

– Was ist «richtig» mit diesen Kindern?

und

– Was können wir daraus lernen, um anderen benachteiligten Kindern zu helfen, ihre Verletzlichkeit zu überwinden?

Gesucht wurden sogenannte «beschützende Faktoren», die Kinder unanfälliger oder sogar «immun» gegen negative Einflüsse machen. Die Schlußfolgerungen sind Ergebnis einer großangelegten Langzeitstudie, in der alle 698 Babys, die innerhalb eines Jahres auf der Insel Kauai (Hawaii) geboren wurden, kurz nach der Geburt bis ins Erwachsenenalter (32 Jahre) mehrmals untersucht wurden. Ein Drittel der Kinder fiel in die Hochrisikogruppe, das heißt, ihre Ausgangsposition war denkbar schlecht: sie waren leichtem bis schwerem prä- und perinatalem Streß ausgesetzt, ihre Familien waren arm, die Familienverhältnisse unharmonisch, ein oder beide Elternteile waren häufig alkoholabhängig oder psychisch krank. Trotzdem entwickelte sich ein Drittel dieser Risikogruppe positiv. Sie litten nicht an Lernstörungen, zeigten keine Verhaltensprobleme, sie waren gut in der Schule, erfolgreich im Beruf und führten ein harmonisches Privatleben. Kurzum: Sie waren anerkannte und beliebte Mitglieder ihrer Gesellschaft.

Die Forscher stellten dazu zwei Thesen auf:
1. Der Einfluß von prä- und perinatalem Streß verringert sich mit der Zeit.
2. Die Auswirkungen von Streßfaktoren biologischer Ursache (dazu rechneten die Forscher auch prä- und perinatalen Streß) sind abhängig vom sozialen Umfeld.

Darüber hinaus hatte sich gezeigt, daß auf die Kinder, die sich positiv entwickelten, folgendes zutraf:
– Nur wenige von ihnen waren im ersten Lebensjahr von ihrer primären Bezugsperson (in den meisten Fällen dürfte das die Mutter gewesen sein) getrennt worden.
– Alle hatten eine enge Beziehung zu einer festen Bezugsperson, die ihnen reichlich positive Unterstützung gab.
– Viele bekamen zudem Zuwendung von sogenannten «Ersatzeltern», wie Großeltern, älteren Geschwistern oder aus der weiterreichenden Verwandtschaft.
– Auch außerhalb der Familie fand sich eine positive Identifikationsfigur, mit der die Kinder persönlichen Kontakt hatten und die häufig eine Mentorenrolle übernahm.

Die Forscher schöpften Hoffnung aus diesen Ergebnissen: «So lange, wie das Gleichgewicht zwischen streßgeladenen Lebensumständen und den beschützenden Faktoren stimmt, so lange ist eine erfolgreiche Streßbewältigung möglich. Wenn allerdings die Streßfaktoren überhandnehmen, dann können sogar die immunsten Kinder Probleme entwickeln.»[12]

Diese Studie hatte leider keine Mütterbefragung über die Umstände und den Verlauf der Schwangerschaften gemacht. Dennoch zeigte sich, daß die später «guten» Kinder eine enge

Mutter-Kind-Bindung im ersten Lebensjahr hatten. Daraus könnte sich auch schließen lassen, daß die Mutter ihre enge Beziehung zu ihrem Kind über die Schwangerschaft hinaus auf die nachgeburtliche Beziehung übertragen hat. Oder umgekehrt: Eine enge postnatale Mutter-Kind-Bindung gibt einen Hinweis auf eine ebenso positive vorgeburtliche Bindungsbeziehung. Dies würde bedeuten, daß eine positive vorgeburtliche Bindung beste Voraussetzungen für den weiteren Lebensweg der Kinder bietet und sogar eine gewisse «Immunität» gegenüber äußeren Streßfaktoren gibt.

Eine interessante Frage, die in der Studie leider auch nicht gestellt wurde, wäre gewesen, in welchem Ausmaß die Mütter der «guten» Kinder während ihrer Schwangerschaft Unterstützung von Familienangehörigen oder Nachbarn (dem «sozialen Netz») hatten. Es steht zu erwarten, daß dies der Fall war, denn die Beschreibung der Situation nach der Geburt und die engen Beziehungen des Kindes zu Familienangehörigen lassen den Schluß zu, daß diese Familien eng zusammenhielten und demnach auch der Mutter während der Schwangerschaft beistanden und halfen.

Wie aber übertragen sich die Emotionen der Mutter auf ihr Kind? Daß dies so ist, wurde in vielen voneinander unabhängigen Studien belegt. Waren Mütter aufgeregt – zum Beispiel vor einer Fruchtwasseruntersuchung –, so waren es auch die Kinder in der Gebärmutter. Sie bewegten sich um ein 10faches mehr als vor regulären Routineuntersuchungen. Auch auf Schreckreaktionen der Mutter reagiert sogleich das Ungeborene. Antworten, warum das so ist, gibt unter anderem die Hormonforschung. Nicht nur die Nahrung (und damit auch Alkohol und Nikotin) im mütterlichen Blut gelangt durch die Plazentaschranke in die kindlichen Blutbahnen, auch mütterliche Hormone kommen auf diesem Weg zum Kind. Heftige Gefühlsreaktionen ziehen spezifische hormonelle Reaktionen, d. h. Ausschüttungen, nach sich. Am bekanntesten dürfte der oft zitierte «Adrenalinstoß» sein, der auf einen großen, plötzlichen Schreck einsetzt. Das Gehirn, das die Hormonproduktion koordiniert, bereitet so den Körper auf eine eventuell notwendige Flucht vor und mobilisiert in Sekundenschnelle Energiereserven. Auch andere Gefühlsregungen der Mutter gelangen über die jeweils spezifischen hormonellen Reaktionen zum Kind.

Was noch vor einigen Jahren als «Ammenmärchen» verlacht wurde, nämlich daß sich Schwangere mit schönen und harmonischen Dingen umgeben und schockierende Erlebnisse und «Häßliches» meiden sollten, ist jetzt auch durch wissenschaftliche Untersuchungen bestätigt worden. Zu schockierenden Erlebnissen können durchaus schon so simple Begebenheiten wie ein Kinobesuch gewertet werden. Denn jagt ein Horrorfilm der Mutter eine Gänsehaut nach der anderen über die Glieder, laufen die hormonellen Reaktionen ab, auch wenn das Gehirn ja «eigentlich» weiß, daß der Film nicht Realität ist. Das Kind erlebt allerdings nur den Schrecken, ohne zu wissen, daß «alles gar nicht so schlimm» ist. Aus diesem Grund sind auch zahlreiche Geschichten von Müttern dokumentiert, die das Proteststrampeln ihres Kindes im Kino nicht ertragen konnten und die Vorstellung schließlich vorzeitig verließen. Nun wird ein fürchterlicher Film das Kind sicherlich nicht dauerhaft schädigen. Alessandra Piontelli ist auch eher zurückhaltend, wenn es um die Auswirkungen mütterlicher Gefühle auf das Kind geht: «Meine Hypothese lautet, daß den Gefühlen der Mutter spezifische biochemische Faktoren entsprechen und daß wahrscheinlich nur sehr intensive Gefühle, die über einen längeren Zeitraum unverändert erhalten bleiben, Einfluß auf den Fetus ausüben.»[13]

Erblüht

Blüte aus der Blüte.

Der Kelch, der sich in duftenden Spiralen bis zum Kern windet. Zart und doch so kraftvoll. Der Kelch, der Du bist. In Deiner Mitte goldener Staub, wie Sonnenfunken. Und feucht gleich Morgentau legen sich die Blütenblätter um Dich. Aus dem Kelch wächst ein zweiter. Er verzweigt sich. Du spürst das Wachsen als Pulsieren. Rot wie die rote Rose, die Du bist. Rot wie das Blut, das in Dir zum zweiten Kelch fließt. Ein Herz blüht aus Deinem Herzen. Die Blume pocht und lebt. Die Herzkammern sind verschlungen gleich den Blütenwindungen.

Es ist ewiger Frühling. Blühen, monatelang und jeden Tag praller. Es gibt kein Verblühen, solange der zweite Kelch in Dir ist. Es gibt in Deinem Leben keinen Fall. Weit ist der Herbst. Du gehst durch Deinen Garten und befühlst die Knospen, die darin wachsen. Dein Garten ist Dein Leib. Der Samen ist gestreut. Du mußt nichts tun. Nur in Stille sein. Bei Dir sein. Deine Blüte kennt keine Nacht und keine Kälte. Stets ist Dämmerung und Wärme.

Halbdunkel zwischen den Tagen.

Die Blüte streckt sich, dehnt sich, mit geschlossenen Augen lauschst Du auf den weiteren Herzschlag in Dir.

manchmal

manchmal in den augenblicken
den fremden
seltenen
bin ich allein
mit den wolken
und nichts scheint geschehen
in meinem leben
außer der allabendlichen dämmerung
den spaziergängen im schneegestöber
und den träumen vom warmen sand
der einhüllt
einhüllt sanfter und sanfter sterben
in fliederfarben natürlich
hieße dies
hieße dieses jahr ohne Dich
und die frucht
die kleine blaue
versuchung war immer
doch da war noch der blick
der braune steinige
aus der grotte des lebens
blühte auch meine blume
tag plötzlich
zu ende die nacht aus violettem tuch
Du
an der bucht meines ozeans
hast mir warme erde dargebracht
ein lied auch
einen kuß
ein kind
manchmal
ist alles nicht wahr

2.7 Lernen – das «Klassenzimmer im Mutterleib»

In den letzten Jahren erregen immer wieder neue Meldungen über das «Klassenzimmer im Mutterleib» die Öffentlichkeit. Dennoch wird der Fähigkeit des Ungeborenen, im Mutterleib zu lernen, noch immer mit Verwunderung und teilweise sogar Unglauben begegnet. Der Lernprozeß enthält durchaus komplexe Vorgänge, die mehrere Sinnesfunktionen verknüpfen. Zunächst muß der Reiz wahrgenommen und eingeordnet werden. Hinzu kommt die Erinnerungsleistung, die Wiederholung und die Verhaltensadaption auf ähnliche Stimuli. Vertraute Stimuli werden nach einiger Zeit nicht mehr beachtet, neue hingegen werden mit größerer Aufmerksamkeit bedacht.

Gut dokumentiert sind Lernvorgänge im Zusammenhang mit der mütterlichen Stimme. So stimmen die Schreimuster zu früh geborener Kinder mit den Tonmustern der mütterlichen Stimmen überein. Bereits nach zwei Tagen können Neugeborene die Stimme ihrer Mutter unter anderen weiblichen Stimmen identifizieren. Interessanterweise dauert es länger, bis die Mütter die Stimmen ihrer Kinder erkennen. Offenbar kennen die Kinder die Stimme ihrer Mutter eben schon länger. Können Neugeborene wählen zwischen der Stimme ihrer Mutter, so wie sie im Mutterleib geklungen hat, oder der Stimme, wie sie «in echt» klingt, so geben sie der intrauterinen Stimme den Vorzug.[14] Bevorzugt wird weiterhin ganz eindeutig die «Muttersprache». Also englische Babys lieben Englisch, spanische Babys Spanisch und chinesische Babys eben Chinesisch. Die Unterscheidung der jeweiligen Sprachrhythmen und Tonvarianten prägt sich allem Anschein nach auch schon im Mutterleib ein. So können zwei Tage alte Babys ihre Muttersprache eindeutig von einer anderen Sprache unterscheiden, allerdings differenzieren sie nicht zwischen zwei ihnen unbekannten Sprachen. Herausgefunden hatte man das, indem man den Babys vorgelesene Geschichten über Kopfhörer per Band vorspielte. Das waren einmal Geschichten in der Sprache der Mutter (wobei allerdings nicht die Mutter selbst vorlas, sondern eine fremde weibliche Person) und einmal in einer der Mutter unbekannten Sprache. Gleichzeitig hatten die Babys Sauger im Mund, wobei die Person, die die Sauger hielt, die Geschichten nicht hören konnte. Ihre Vorliebe für einen der beiden Texte konnten die Babys durch den Saugrhythmus kundtun, denn der Sauger war durch ein Meßgerät mit dem Tonband verbunden. Über den Saugrhythmus konnten die Babys die vertraute Sprache oder die Fremdsprache wählen. Es zeigte sich, daß die Babys ihren Saugrhythmus so gestalteten, daß sie die Geschichten in der ihnen vertrauten Sprache vorgespielt bekamen.[15]

Und noch ein erstaunliches Forschungsergebnis. Geschichten, die Mütter ihren Kindern im Bauch vorgelesen haben, werden nach der Geburt lieber gehört als «neue» Geschichten. Diese Studie von Anthony DeCasper fand in der Vergangenheit großes Interesse. Noch erstaunlicher ist jedoch die «Nachfolgestudie». Diesmal wurde untersucht, ob eine bekannte – also von der Mutter vorgelesene – Geschichte auch im Mutterleib wiedererkannt würde.

Und so war es! Über einen Zeitraum von vier Wochen lasen Mütter ihren 33 Schwangerschaftswochen alten Babys ein Gedicht vor. Und zwar jeden Tag einmal. Nach einem Monat (die Kinder waren in der 37. Woche also kurz vor der Geburt) wurde den Kindern jeweils das bekannte Gedicht und ein unbekanntes vorgespielt. Die Tonaufnahmen stammten auch diesmal nicht von der Mutter, sondern einer anderen Frau. Die Mütter bekamen über Kopfhörer Gitarrenmusik vorgespielt, so daß sie die Gedichte nicht hören und eventuell darauf reagieren konnten. Die Kinder hörten die Gedichte über kleine Lautsprecher, die knapp über dem Bauch der Mutter angebracht worden waren. Überprüft wurde der Herzschlag des Kindes. Bei dem bekannten Gedicht sank der Herzschlag des Kindes merklich – ein Zeichen dafür, daß sich das Kind hierbei entspannte. Bei dem unbekannten Gedicht veränderte sich der Herzschlag nicht.[16] Es war also nicht die Stimme der Mutter, die diese Reaktion hervorrief. Die Reaktion bezog sich ganz eindeutig auf das vorgelesene Gedicht. Dieses wurde sogar bevorzugt, selbst wenn es nicht der Muttersprache entsprach. Es gab nämlich auch Gedichte in Englisch, die französische Mütter ihren Kindern vorgelesen hatten. Entscheidend war in diesem Fall die Bekanntheit durch die Wiederholungen.

Andere Forscher kamen zu dem Ergebnis, daß Babys generell gerne Geschichten vorgelesen bekommen, allerdings müssen diese (unbekannten) Geschichten auch Sinn ergeben. Hören Babys bei vorgelesenen Geschichten interessiert zu, verlieren sie sehr rasch das Interesse, sobald Wörter rückwärts vorgelesen werden und so keinen Sinn mehr machen. Es ist also sicherlich ein Fehler, wenn wir die Intelligenz unserer Babys zu niedrig einstufen.

Damit ist jedoch noch längst nicht genug. Berichte von Müttern «beweisen» auf ihre Art, was Ungeborene offenbar schon alles von ihrer Umwelt mitbekommen und daß sie auch in der Lage sind, daraus «fürs Leben» zu lernen. Eine Frau erzählte mir folgende Geschichte:

«Ich war im 3. Monat der Schwangerschaft. Als ich nach Hause kam, war mein Mann gerade in der Küche beschäftigt und hatte sich ein Ei gekocht. Aber es roch so komisch, und er meinte, ich solle doch auch mal riechen, ob das Ei in Ordnung sei. Das Ei war schlecht! Und wie! So einen fürchterlichen Gestank hatte ich noch nie gerochen. Ich ekelte mich dermaßen davor, daß ich mich übergeben mußte. Ich hielt mich in der Schwangerschaft von Eiern fern und habe auch seitdem keins mehr angerührt. Das Komische ist, daß meine Tochter, die inzwischen fünf Jahre alt ist, Eier ekelhaft findet und bis heute keine Eier ißt. Selbst wenn ich Eier ‹versteckt› in den Kartoffelsalat mische, merkt sie das sofort und rührt den ganzen Kartoffelsalat nicht mehr an.» Ähnliche Geschichten habe ich öfters gehört. Der Ekel vor bestimmten Nahrungsmitteln in der Schwangerschaft überträgt sich häufig auf das noch ungeborene Kind. Es gibt auch Mütter, die während der Schwangerschaft kein oder nur wenig Fleisch zu sich nahmen und hinterher erstaunt waren, daß ihre Kinder kein Fleisch mögen, ja sich sogar davor ekeln.

Die australische Musiklehrerin Phyllis Wilkin berichtet von einem Erlebnis, das sie mit dem Kind einer ihrer Schülerinnen machte. Die Schülerin hatte während ihrer Schwangerschaft eine Kassette mit Aufnahmen der Übungsstunden mit Wilkin. Zu Hause spielte sie diese Kassetten täglich, um zu üben – darauf waren auch sämtliche Bemerkungen und Kommentare von Wilkin. Als Wilkin ihre Schülerin sechs Wochen nach der Geburt zu Hause besuchte, reagierte das Kind sehr intensiv auf ihre Stimme, so als würde sie sie erkennen. Sogar bei einem zweiten Besuch einige Monate später hörte das Baby auf zu weinen, als es die Stimme Wilkins hörte.

Es gibt inzwischen fast so viele anekdotische Schilderungen von pränatalen Lernerfahrungen, wie es Babys gibt. Manchmal tauchen diese vorgeburtlichen Geschichten in Zusammenhängen auf, wo sie niemals für möglich gehalten würden. Als Journalistin interviewte ich einmal einen recht erfolgreichen Segelflieger. Auf meine Routinefrage, wie er denn an die Segelfliegerei gekommen sei, antwortete er zu meinem großen Erstaunen: «Ich bin schon vor meiner Geburt geflogen. Die Fliegerei wurde mir durch die Muttermilch übertragen.» Es stellte sich heraus, daß bereits sein Vater Segelfluglehrer war und daß seine Mutter sogar noch hochschwanger häufig mitgeflogen war. Sicherlich wird der kleine Junge in seiner Kindheit selbst häufig Gelegenheit gehabt haben, bei seinem Vater mitzufliegen. Auch so ließe sich seine Vorliebe für und Fertigkeit in der Fliegerei erklären. Interessant war allerdings, daß er selbst einen vorgeburtlichen Einfluß geltend machte.

Sehr schöne Erlebnisse und durchaus solche mit praktischem Nutzen haben manche Mütter mit bestimmten Musikstücken, die sie während der Schwangerschaft öfters gehört hatten. War ihr Kind im Säuglingsalter quenglig oder konnte schlecht einschlafen, dann spielten sie ihnen das jeweilige Musikstück vor, und die Kinder entspannten sich und/oder schliefen sogar ein. Besonders intensiv werden die Reaktionen von Babys beschrieben, deren Mütter selbst «live» Musik machten. Erzählungen (auch von heute berühmten Musikern und Komponisten) sind überliefert, daß Kindern später, wenn sie selbst anfingen zu musizieren, die Musikstücke, die ihre Mutter während der Schwangerschaft spielte, direkt «zuflogen» und sie zunächst gar nicht wußten, weshalb diese bestimmten Stücke ihnen so «in den Schoß fielen».

Einige Mütter hatten sich bereits in der Schwangerschaft bewußt ein beruhigendes Musikstück ausgesucht, um später davon zu profitieren. Die Rechnung geht offensichtlich auf. Ähnlich positive Reaktionen registrierten Forscher mit Herzschlagrhythmen. Babys, denen regelmäßig Herztöne vorgespielt wurden, beruhigten sich, sie weinten weniger, schliefen mehr, atmeten leichter, verdauten besser und wurden sogar seltener krank.

Musikforscher verweisen seit einiger Zeit auf die Vermutung, daß der Entwicklung der Musik der Herzton zugrunde liege: «Die pränatale Hörumwelt umfaßt Tonstrukturen, die eine erstaunliche Ähnlichkeit mit musikalischen Strukturen aufweisen... Vertrautheit oder Konditionierung des Hörsystems durch ständige Wiederholung solcher Tonstrukturen vor der Geburt könnte die Grundlage der Entwicklung von Musik in allen menschlichen Kulturen sein», meint der Musikprofessor Richard Parncutt.[17] Er fügt hinzu, daß gerade Kleinkinder eine gesteigerte Sensibilität gegenüber elementaren, ganz einfachen Musikstrukturen haben. Eine weitere Beobachtung von Parncutt ist der Zusammenhang von den rhythmischen Bewegungen der Mutter während der Schwangerschaft – dabei insbesondere das Gehen und Laufen – und die enge Verbindung von Musik und Tanz. Die Tatsache, daß uns bestimmte Rhythmen «einfach in die Füße gehen» oder daß sich Babys durch eine Kombination von Singen und Schaukeln oft am besten beruhigen lassen, scheint eine solche Vermutung durchaus zu bestätigen.

Dieser Theorie zufolge ist es auch kein Zufall, daß der Walzer so viele Herzen erobert hat und direkt zum Tanzen auffordert, denn er vereinigt sowohl den Herzschlag als auch Laufrhythmen.

Eine weitere enge Verbindung besteht zwischen Musik und Emotionen. Es ist oft erstaunlich, wie sehr bestimmte Musikstücke unsere Laune beeinflussen können. Ohne Worte versetzt uns ein fröhliches Musikstück «in den siebten Himmel». Musik hat einen direkten Zugang zu unseren Gefühlen. Diese Fähigkeit macht sich die Musiktherapie zunutze, die sogar handfeste körperliche Beschwerden wie Bluthochdruck behandelt. Sehr gute Behandlungserfolge sind auch von Kindern mit Lernschwierigkeiten, ja sogar autistischen Kindern dokumentiert. Sogar in der Behandlung von Komapatienten auf der Intensivstation kann die Musiktherapeutin Prof. Dr. Dagmar Gustorff vom Musikinstitut der Universität Witten-Herdecke von beeindruckenden Reaktionen berichten. Über den Atemrhythmus nimmt sie Kontakt zu ihren Patienten auf, indem sie zunächst in deren Rhythmus mitatmet. Schließlich beginnt sie den Atemrhythmus mit Tönen – meist durch ein sanftes Summen – anzureichern, was sich bis zum zarten Singen steigern kann: «Nicht wenige aus der Bewußtlosigkeit erwachte Patienten können Erinnerungen an Erlebnisse aus dieser Zeit ihrer Erkrankung mitteilen. Dies ist schon des öfteren in der wissenschaftlichen Literatur dargestellt worden. **Es sollte also davon ausgegangen werden, daß Bewußtsein nicht mit Wachsein identisch ist. Ebensowenig kann Bewußtlosigkeit mit Erlebnislosigkeit gleichgesetzt werden.**»[18] Diese Schlußfolgerung entbehrt sicherlich nicht einer gewissen Signifikanz in der Übertragungssituation von Kindern vor der Geburt.

Durch Musik können der Herzschlag gesenkt, das Verhalten positiv beeinflußt und psychosomatische Beschwerden gemildert werden. Wie ist das möglich? Parncutt zieht auch hierfür einen vorgeburtlichen Erklärungsansatz heran: «Gabrielssons Forschungsergebnisse (schwedischer Musikprofessor, Anm. d. Verf.) über die starken Reaktionen, die Musik auslösen kann, geben Anlaß zu der Überlegung, daß in einigen Fällen durch die Musikerfahrung eine Rückverbindung zu der pränatalen Welt möglich ist. Wenn man bedenkt, daß der Fetus noch nicht selbst über Sprache verfügt, ist es auch unmöglich, vorgeburtliche Erfahrungen in Worte zu fassen, um darüber direkt und wissenschaftlich zu sprechen. Es ist daher verständlich, wenn auf Poesie und Intuition zurückgegriffen wird. Die pränatale Welt ist eine Welt der Gefühle, meist warm und glücklich (nur selten unterbrochen durch gelegentliche Probleme, Krisen oder Unfälle der Mutter), wo Hunger, Verlangen, Schmerz, Verantwortung, Verpflichtungen und Arbeit praktisch unbekannt sind... Postnataler Kontakt mit diesem ‹verlorenen Paradies› könnte die vielfältigen therapeutischen und spirituellen Aspekte von starken Musikerlebnissen erklären.»[19]

Für Prof. Hans-Helmut Decker-Voigt, Leiter des Instituts für Musiktherapie der Hochschule für Musik und Theater Hamburg, sind diese vorgeburtlichen Verknüpfungen der Angelpunkt in der Musiktherapie schlechthin, ja er führt auch die tiefe emotionale Wirkung von Musik daraufhin zurück. «Das Kind und später der Jugendliche und Erwachsene hört ‹seine› Musik immer auch als Erinnerung an die ‹sichernde Höhle›, die ihn zu Anfang seines Lebens umgab: die Gebärmutter. Die meisten Forscher sehen heute in Musik grundsätzlich eine Hülle, eine Umhüllung, in die sich der Mensch wie in einen Ersatzuterus begibt.»[20] Vielleicht wird Musik auch deshalb als das intensivste emotionale Kommunikationsmittel bezeichnet.

In Anbetracht der Tatsache, daß für Neugeborene die vorgeburtliche Phase noch nicht lange vorbei ist, vielleicht sogar den «normalen» Zustand bedeutet (denn schließlich war diese Umgebung lange Zeit das einzig Bekannte) und die neue Umgebung zunächst gewöhnungsbedürftig ist, so erscheint auch die große Ansprechbarkeit der Säuglinge auf Musik in einem ganz neuen Licht. Auch wenn diese Schlußfolgerungen wissenschaftlich nicht abgesichert sind, bedeutet das nicht, daß es nicht so wäre. Unser Wissen über die pränatale Phase ist insgesamt noch recht gering, dennoch sollte uns dies nicht daran hindern, neue Möglichkeiten mit offenen Augen und Ohren aufzunehmen. Es ließe sich so vielleicht auch vieles unserer eigenen Lebensgeschichte im nachhinein besser verstehen.

2.8 Bewußtsein – eine kontinuierliche Entwicklung

Die Frage, ob das Ungeborene bereits über Bewußtsein verfügt, wird noch immer kontrovers diskutiert. Das Spektrum der Meinungen ist weit. Es gibt Verfechter, die meinen, Bewußtsein entstehe mit der ersten Zellteilung, andere sind davon überzeugt, das Kind würde erst nach seiner Geburt bewußt. Sehen die einen in dem heranwachsenden Kind im Mutterleib bereits einen kleinen Mini-Erwachsenen, sind andere nicht bereit, dem Kind im Mutterleib Reaktionen auf Stimuli oder gar eigenständiges Verhalten zuzugestehen. Auch wenn die Berichte vom vorgeburtlichen Lernen noch so beeindruckend klingen, so gibt es immer noch Kritiker, die darauf hinweisen, daß auch Tiere im Mutterleib lernten, deshalb aber noch lange kein Bewußtsein hätten.

Obwohl gemeinhin das zentrale Nervensystem im Gehirn als Schaltstelle für bewußte Reaktionen gilt, haben sich Versuche, die zugrundeliegenden Funktionen und Mechanismen der Gehirnstrukturen mit dem Funktionieren des Bewußtseins zu verknüpfen, als schwierig, wenn nicht unmöglich erwiesen.[21] Deshalb müssen Versuche, das Entstehen des Bewußtseins mit der Entwicklung der Gehirnstrukturen zu koppeln, mit großer Vorsicht betrachtet werden. Eine andere Möglichkeit, der Entwicklung des Bewußtseins auf die Spur zu kommen, ist, Rückschlüsse aus dem beobachtbaren Verhalten abzuleiten. Seit das Ungeborene im Mutterleib beobachtbar geworden ist, ist diese Methode, die bei Erwachsenen recht leicht das Vorhandensein von Bewußtsein nachweist, auch für Ungeborene möglich.

Wie wir gesehen haben, ist das Verhaltensrepertoire des Ungeborenen reichhaltig und erfordert ein gewisses Maß an psychologischer Verarbeitung. Die Frage bleibt jedoch, ob dieses mit Bewußtsein gleichgesetzt werden kann. Verschiedene Definitionen von Bewußtsein und verschiedene Interpretationen zum Verhalten des Ungeborenen bedingen demnach verschiedene Zeitpunkte, an die die Anfänge des Bewußtseins gesetzt werden. Diese Debatte wird uns wohl auch noch einige Zeit erhalten bleiben, denn objektiv eindeutige «Beweise» für das Vorhandensein eines Bewußtseins gibt es nicht. Allerdings ist es sowieso unwahrscheinlich, daß ein bestimmter Zeitpunkt jemals definiert werden wird, an dem das Bewußtsein plötzlich – aus dem Nichts kommend – vorhanden ist. Vielmehr ist davon auszugehen, daß – analog zur biologischen Entwicklung – auch die geistige Entwicklung in einer kontinuierlichen Differenzierung, vom Einfachen zum mehr Komplexen, verläuft. Und ebenso wie die körperlichen Erfahrungen im Mutterleib als Vorbereitungszeit zur nachgeburtlichen Zeit nötig sind, so sind auch die seelischen Erfahrungen im Mutterleib wichtig für die zukünftige Entwicklung außerhalb des mütterlichen Körpers. Das bedeutet, daß die Entwicklungsperiode des Bewußtseins vor der Geburt unabdingbar notwendig ist für die normale Entwicklung des Bewußtseins nach der Geburt.

Anmerkungen

1 Der ausführliche Bericht ist nachzulesen in: Marcovich, Marina; de Jong, Theresia Maria: *Frühgeborene – Zu klein zum Leben? Die Methode Marina Marcovich*, Frankfurt 1999.

2 Chamberlain, David: *Woran Babys sich erinnern. Die Anfänge unseres Bewußtseins im Mutterleib*, München 1990.

3 Preyer, W.: *Die Seele des Kindes. Beobachtungen über die geistige Entwicklung des Menschen in den ersten Lebensjahren*, Leipzig 1900.

4 vgl. Shahidullah, Sara, und Hepper, Peter: *Hearing in the Fetus: Prenatal Detection of Deafness*, in: Int. J. Prenatal and Perinatal Studies, Vol. 4 (1992), No. 3/4, S. 235–240.

5 Michaela Dietl beschreibt ihre Erfahrungen mit Musik in der Schwangerschaft in der Zeitschrift «ab 40», 1/97.

6 Chamberlain, David: *Neue Forschungsergebnisse aus der Beobachtung vorgeburtlichen Verhaltens*, in: Janus, L./Haibach, S. (Hg.): Seelisches Erleben vor und nach der Geburt, Neu-Isenburg 1997.

7 ebenda.

8 Hepper, Peter/Shahidullah, Sara: *The beginnings of mind – evidence from the behaviour of the fetus*, in: Journal of Reproductive and Infant Psychology, Vol. 12 (1994), S. 143–153.

9 Piontelli, Alessandra: *Infant observation from before Birth*, in: Int. Journal of PsychoAnalysis, Vol. 68 (4) (1987), S. 453–463.

10 vgl. Wolfram, G.: Wie wird der Mensch zum Menschen? Die vorgeburtliche Entwicklung des Menschen in medizinischer Sicht, in: Dialog Spezial 1, 1985.

11 Werner, Emmy, E.: *Overcoming the odds*, in: Journal of Developmental and Behavioral Pediatrics, Vol. 15 (2) (1994).

12 ebenda.

13 Zitat in: «Intra», Vol. 32, 1997.

14 Fifer, William P./Moon, Christine: *Psychobiology of new-born auditory preferences*, in: Seminars in Perinatology, Vol. 13, (1989), S. 430–433.

15 Moon, Christine/Cooper, Robin P./Fifer, William P.: *Two-Day-Olds Prefer their Native Language,* in: Infant Behavior and Development, Vol. 16 (1993), S. 495–500.

16 DeCasper, Anthony u. a.: *Fetal Reactions to Recurrent Maternal Speech*, in: Infant Behavior and Development, Vol. 17, 1994, S. 159–164.

17 Parncutt, Richard: *Prenatal Experience and the Origins of Music*, in: Blum, Thomas (Hg.): Prenatal Perception, Learning and Bonding, Berlin 1993.

18 Gustorff, D.: *Lieder ohne Worte. Musiktherapie mit komatösen Patienten auf der Intensivstation.* In: Kairos I. Beiträge zur Musiktherapie in der Medizin, David Aldridge (Hg.), Bern 1997.

19 Parncutt, Richard, ebenda.

20 Decker-Voigt, Hans-Helmut: *Aus der Seele gespielt. Eine Einführung in die Musiktherapie*. München 1991.

21 vgl. Hepper, Peter/Shahidullah, Sara: *The beginnings of mind – evidence from the behaviour of the fetus*, in: Journal of Reproductive and Infant Psychology, Vol. 12 (1994), S. 143–154.

gleich einer tulpe

gleich der blüte
durchsichtig
leg ich mich über Dich, Kind
sei ruhig
Du bekommst genug luft
ich bin
durchlässig
zart
geschlossen einmal
einmal
offen
dunkel und
hell im frühling
ich bin nicht über Dir
ich bin **um** Dich
wie sonnenschein
ohne daß er Dich blendet
und schatten ohne kühle
ich bin ohne frage
aber die antwort
wenn Du mich willst
ich bin die blüte
die niemand gepflanzt hat

3. Möglichkeiten der direkten Kontaktaufnahme. Die vorgeburtliche Mutter-Kind-Bindung

Es gibt heute kaum noch einen Geburtsvorbereitungskurs, in dem nicht die Wichtigkeit der Mutter-Kind-Beziehung angesprochen würde. Seltsamerweise beziehen sich diese Schilderungen allerdings meist auf die Stunden unmittelbar **nach** der Geburt. Diese in der Fachliteratur so vielbeachtete Phase soll für Mutter und Kind prägenden Charakter besitzen. Durch die Hormonflut unter der Geburt bedingt, sind Mutter und Kind besonders aufnahmebereit und emotional ansprechbar. Die ersten Stunden des Kennenlernens sollen deshalb in ihrer Bedeutung und Einmaligkeit keineswegs geschmälert werden. Der wache, kluge, ja weise Blick eines neugeborenen Kindes ist ein ganz besonders einprägsames Ereignis. Eltern, die das Glück hatten, diese ersten Stunden mit ihrem Kind ungestört gemeinsam verbringen zu können, werden diese Momente sicherlich nie vergessen. Es gibt allerdings Situationen, in denen ein solches Zusammensein nicht möglich ist. Medizinische Gründe (Kaiserschnitt unter Vollnarkose, und/oder das Kind muß dringend neonatologisch weiterbetreut werden) oder organisatorische Klinikabläufe können diese wichtige Zeit verhindern. Letzteres kommt inzwischen glücklicherweise immer seltener vor. Die Forschungsarbeiten der Kinderärzte Prof. Marshall H. Klaus und Prof. John H. Kennell über die Bedeutung der ersten gemeinsam verbrachten Stunden für das zukünftige Bindungsverhalten von Mutter und Kind haben entscheidend dazu beigetragen, daß die Entbindungsstationen in Krankenhäusern ihre Routineabläufe geändert haben, um Eltern diese wichtige Zeit gemeinsam zu ermöglichen. Aus dem Zusammenhang gerissen, wurde das Entstehen einer positiven Mutter-Kind-Bindung auf diese ersten gemeinsam verbrachten Stunden reduziert, und andere entscheidende Faktoren wurden kaum noch beachtet oder in ihrer Wichtigkeit unterschätzt. Dies hatte nicht selten zur Folge, daß Mütter, die diese Phase «verpaßt» hatten, sich hinterher die Frage stellten: «Kann ich überhaupt noch eine gute Bindung zu meinem Kind aufbauen?»

Inzwischen sehen Klaus und Kennell ihre Bindungstherorie auch selbst etwas differenzierter. Die Liebe zum eigenen Kind beziehungsweise die Liebe des Säuglings zu seiner Mutter ist nicht abhängig von der ersten «Prägestunde» direkt nach der Geburt. Mit dieser Aussage nehmen sich die amerikanischen «Erfinder» der Bondingtheorie selbst zurück und erklären in ihrem neuen Buch «Der erste Bund fürs Leben», daß jeder Mensch die Gefühle für sein Baby auf eigene Weise und unterschiedlich schnell entwickelt.[1] Ausschlaggebend für diesen Gesinnungswandel waren wohl Tausende von Müttern, denen wegen Komplikationen bei der Geburt der vielzitierte «Erstkontakt» verwehrt war und die sich deshalb oft noch jahrelang mit Schuldgefühlen plagten. «Doch es ist wirklich keine Tragödie, wenn Sie Ihr Baby nicht in den ersten Stunden seines Lebens an sich gedrückt haben, und Sie werden in den nächsten Tagen und Wochen noch oft Gelegenheit haben, Ihrem Kind nahe zu sein, und ein Liebesband bildet sich. (...) die Entwicklung einer engen Beziehung zwischen Eltern und Kind (ist) beinahe zwangsläufig garantiert», trösten Klaus und Kennell inzwischen. Aufmerksamkeit widmen sie nun deshalb dem verlängerten Wochenbett, in dem die Mütter besondere Hilfe und Unterstützung benötigen, um sich gänzlich auf ihr Kind einzustellen. Sie verweisen auf andere Kulturen, in denen Mütter in den ersten Tagen und Wochen nach der Geburt besonders geschont und verwöhnt werden. In Industrienationen werden Mütter jedoch bald nach der Geburt allein gelassen. Von ihnen wird verlangt, daß sie bald wieder funktionieren und die Versorgung des Kindes (mehr oder weniger allein) übernehmen. Eine Situation, in der Überforderung und Erschöpfung vorprogrammiert sind. Der Übergang zur Elternschaft ist eine kritische Phase und schwerwiegende Lebensveränderung. Mütter, die auf keine Unterstützung bauen können, haben, so Klaus und Kennell, Schwierigkeiten, «das primäre mütterliche Anliegen» – nämlich die vollständige Konzentration auf das Neugeborene – zu entwickeln. Das ausgedehnte Wochenbett wird nicht ohne Grund «viertes Trigenon» genannt, ein Hinweis auf die Verlängerung der Schwangerschaft außerhalb des mütterlichen Körpers. Eine weitreichende mütterliche Unterstützung in dieser Zeit ist deshalb eine legitime Forderung an eine Gesellschaft, die noch Meilen davon entfernt ist, mütter- und damit auch kindgerechte Strukturen zu bieten. So werden auch postnatale Depressionen als eine Folge krankmachender gesellschaftlicher Verhältnisse erklärt. Klaus und Kennell warnen auch vor zu hohen Erwartungen an die Elternschaft, die mit als Grund für neuerliche Schuldgefühle genannt werden.

Was bei Beschreibungen von Mutter-Kind-Bindungstheorien bislang nicht viel mehr als die Erwähnung in einigen Sätzen erfuhr, das sind die neun Monate vor der Geburt. Doch gerade diese Zeit ist von größter Bedeutung – auch für später. T. Berry Brazelton, der bekannte amerikanische Kinderarzt, weist darauf hin, daß eine gute postnatale Mutter-Kind-Bindung immer einen Hinweis auf eine innige pränatale Bindungsbeziehung gibt. Beim Aufbau der frühen elterlichen Bindung zum Kind unterscheidet Gabriele Gloger-Tippelt von der Universität Heidelberg drei Phasen: «Zuerst ist das ‹**Kind im Kopf**›, dies umfaßt ein mehr oder weniger erwünschtes Kind, Hoffnungen auf seine Gesundheit und einige technisch vermittelte Visualisierungen von der Gestalt des Kindes. Zweitens wird ‹**das Kind im Bauch**› erfahren. Seine Bewegungen helfen der Mutter, es als getrennt von sich selbst zu sehen, Teile des kindlichen Körpers zu unterscheiden und ihm Absichten zuzuschreiben. Vor der Geburt schließlich antizipieren die Frauen ‹**das Kind auf dem Arm**›. Das Kind wird in konkreten Pflegesituationen vorgestellt, das beschützt und angeregt werden will, sein Blick wird phantasiert.

Dieser Wechsel impliziert eine wichtige (...) Leistung im Prozeß des kognitiven (bewußten, Anm. d. Verf.) Elternwerdens.»[2]

Frauen sind während der Schwangerschaft in einem besonders «offenen» Zustand. Sie nehmen ihre Gefühle intensiver wahr als sonst. Selbst eher realitätsbezogene Frauen wundern sich in der Schwangerschaft oft über sich selbst: «Ich erkenne mich selbst nicht mehr wieder», erzählte mir Renate, als sie im 5. Monat schwanger war, «ich fange wegen jeder Kleinigkeit an zu heulen. Ich bin sonst gar nicht so, aber wenn ich im Fernsehen kleine verhungernde oder verletzte Kinder aus Kriegsgebieten sehe, trifft mich das in tiefster Seele, und die Tränen fließen, ob ich will oder nicht.»

Oft hört man auch, daß Frauen während der Schwangerschaft regelrecht aufblühen und sich so glücklich und wohl fühlen wie nie zuvor. Das ist zu einem großen Teil auf die Hormonschwemme zurückzuführen. Nach der Einnistung des Eis übernimmt die Plazenta die Produktion der Hormone Östrogen und Progesteron. Und zwar um das 30- bis 50fache der «normalen» Menge. Das Hormon Progesteron ist wie Balsam für die Seele. Es sorgt für Gelassenheit, beruhigt und wirkt wie ein natürliches Antidepressivum. Durch diese Anpassungsmechanismen gewährleistet die Natur einen Lebensraum für das Kind, in dem es optimal wachsen kann.

Es sind aber auch die Gedanken über «das Wunder der Natur», daß in ihrem Körper ein neues Leben heranwächst, das Schwangere immer wieder aufs neue beglückt und staunen läßt. Schwangerschaft bedeutet immer einen Ausnahmezustand. Selbst wenn es die siebte ist, immer wieder ist es neu und anders. In gewisser Weise ist es ein Zustand der inneren Auflösung, der weich und empfänglich macht. Empfänglich nicht nur für die Gefühle der Umgebung, sondern in ganz besonderem Maße auch für die Gefühle aus dem Inneren. Die Schweizer Geburtsbegleiterin (in Fachkreisen wird eine solche Frau auch «Doula» genannt) Christine Hurst-Prager ist überzeugt davon, daß Schwangere sich unbewußt und ganz natürlich auf ihren «Zustand» einstellen zum Wohle des Kindes: «Die tiefe Verbindung mit ihrem ungeborenen Kind macht sich bemerkbar durch Veränderungen im Verhalten, in ihren Einstellungen, Vorlieben und Abneigungen. Das sind direkte Antworten auf die Bedürfnisse ihres sich entwickelnden Kindes.»[3]

Betroffen von diesen Wahrnehmungsveränderungen sind, so Hurst-Prager, eigentlich alle Sinne:

Hören: Viele Schwangere entwickeln in dieser Zeit eine Abneigung gegen laute Geräusche und laute, aggressive Musik. In einer zu lauten Umgebung legen viele Schwangere ihre Hände schützend auf ihren Bauch. Wie wir im vorigen Kapitel gesehen haben, mögen auch die Ungeborenen keinen Lärm und reagieren teilweise recht bestimmend darauf. Meditative oder klassische Musik hingegen wird jetzt eher bevorzugt.

Sehen: Die emotionalen Reaktionen auf visuelle Stimulationen sind intensiver. Bilder mit negativen Botschaften rufen eher Entsetzen hervor (siehe Beispiel oben), harmonische Impressionen (schöne Sonnenuntergänge, romantische Landschaften) können Tränen der Rührung hervorrufen.

Berührung: Viele schwangere Frauen reagieren auf Berührungen mitunter recht sensibel. Das bedeutet, ihre Umgebung sollte sich dessen bewußt sein und körperlichen Kontakt (insbesondere am Bauch!) sehr liebevoll gestalten. Eine andere Besonderheit liegt darin, daß viele Schwangere in ihren eigenen Bewegungen langsamer werden. Das hat nicht unbedingt etwas mit ihrem zunehmenden Gewicht zu tun, sondern mag auch damit zusammenhängen, daß sie ihre Bewegungen unbewußt auf ihr Kind ausrichten.

Geruch: Bekannt sind die typischen Schwangerschaftsabneigungen gegen bestimmte Gerüche. Ihre «feinere Nase» versetzt Schwangere in die Lage, mit Gerüchen sehr differenzierend umzugehen und die «richtigen», wohltuenden, von den «falschen», unangenehmen, zu unterscheiden und zu suchen beziehungsweise zu meiden.

Geschmack: Direkt legendär ist das Verlangen schwangerer

Frauen nach sauren Gurken. Nicht selten wurden diese Geschmacksveränderungen auch als erstes Anzeichen einer Schwangerschaft gedeutet. Aber im Prinzip sind die Unterschiede zwischen Mögen und Meiden von Nahrungsmitteln individuell ganz unterschiedlich. Erstaunlich ist meist allerdings, daß «gesund» lebende Frauen in der Schwangerschaft ein sehr genaues Gespür für Nahrung entwickeln, die genau die passenden Aufbaustoffe für die Versorgung ihres Kindes hat. Es hatte also seinen Sinn, wenn es noch vor gar nicht so langer Zeit hieß, dem Wunsch einer schwangeren Frau nach einer bestimmten Nahrung sei unbedingt Folge zu leisten. Es war traditionell die Aufgabe des Mannes, dafür zu sorgen, daß diese Nahrungsmittel zur Verfügung standen.

Der anthroposophische Frauenarzt Hartmut Görg glaubt, daß eine Schwangere im Prinzip weiß, was für sie und ihr Kind gut ist: «Gelingt es einer Schwangeren, den Zugang zu dem Kinde zu finden, so wird alles Geschehen vertrauensvoll angenommen. Verhaltensfragen werden souverän erspürt, wobei selbst ‹unpassende› Tätigkeiten der Mutter als unbelastend und manche harmlos erscheinende Verhaltensweise auch einmal als ungünstig empfunden werden können. So hat eine meiner Schwangeren wie selbstverständlich noch im achten Monat Tennis gespielt zur Empörung einiger erfahrener älterer Damen in einem Tennisclub. Oder es wurde bei einer anderen Schwangeren das hochgelobte Schwimmen als belastend empfunden. Eine schematisierbare Verhaltensweise für Schwangere gibt es nicht! Das Einzigartige des neuen Menschenwesens bestimmt die individuelle Mutter-Kind-Ordnung.»[4]

Es gibt also kein Schema, nach dem sich eine «erfolgreiche» Schwangerschaft richten sollte. Wichtig ist, sich nicht von den Meinungen der Experten abhängig zu machen. Das ist nicht immer leicht. Denn Schwangerschaft, Geburt und der Umgang mit Babys sind nicht mehr unbedingt Erfahrungen, die Frauen heutzutage in der Verwandtschaft oder im Bekanntenkreis intensiv kennenlernen können. Oft ist erst die eigene Schwangerschaft der Zeitpunkt, an dem eine Frau beginnt, sich mit diesem Themengebiet bekannt zu machen. Es gibt heute keine traditionellen Rituale mehr, die Begleitung von schwangeren Frauen ist größtenteils institutionalisiert. Das war nicht immer so, wie die Psychologin Ulrike Hauffe deutlich macht: «Eine Schwangere früherer Jahrhunderte brauchte sich kaum Gedanken darüber zu machen, wie sie sich auf Geburt und Elternschaft vorbereiten kann. Sie **wurde** vorbereitet durch nachbarschaftliche Geburten und entwickelte ‹Wissen› durch das Leben mit Schwangerschaft, Geburt und Elternschaft (und auch Tod) in ihrer unmittelbaren Umgebung. Mit der stetigen Entwicklung von Landleben zu Stadtleben, von Großfamilie zu Kleinfamilie und auch von Hausgeburt zu Klinikgeburt verloren Frauen ihre Gruppe, in der sie direkt ‹lernen› konnten. Sie verloren den Bezug zu den in der Dorfgemeinschaft lebenden ‹weisen Frauen› durch die Vernichtung dieses Berufsstandes insbesondere durch den Klerus und die spätere Verwissenschaftlichung der Geburtshilfe durch eine Zentralisierung der medizinischen Ausbildung und Versorgung in den großstädtischen Universitäten und Krankenhäuser.»

Heute steht eine Schwangere also zunächst einmal allein da. Zwar hat sie (meist, aber nicht immer) einen Partner an ihrer Seite. Dieser weiß aber in der Regel noch weniger Bescheid als sie selbst. In dieser ungewissen Situation ist der Ruf nach Experten, die sagen, wie's gemacht wird, nur verständlich.

Das Medizinsystem hat den natürlichen Abschnitt im Leben einer Frau – die Schwangerschaft – für sich vereinnahmt. Der erste Gang führt also folgerichtig zum Gynäkologen. Dieser stellt einen Mutterpaß («das Wort sollte man sich auf der Zunge zergehen lassen», Ulrike Hauffe) aus, und von nun an wird in regelmäßigen Abständen überprüft, «ob auch alles stimmt». Wie wichtig und notwendig diese Testserien auch manchmal sein mögen (eine ausführliche Diskussion über Sinn und Unsinn dieser Pathalogisierung siehe Kapitel 5), verloren geht dabei unter Umständen der innere Dialog zwischen Mutter und Kind.

Frauen werden nicht mehr ermuntert, nach innen zu lauschen. Warum auch – der Gynäkologe ist auf diese Äußerungen nicht mehr angewiesen, er kann selbst nachschauen. Dadurch verändert sich aber auch die Beziehung zwischen Arzt und «Patientin». Die Frau, die ja gar nicht krank ist, geht in regelmäßigen Abständen zu einem Arzt, von dem sie sich sagen läßt, wie es ihr und ihrem Kind geht. Damit gibt sie letztendlich die Kompetenzen für sich und ihren Körper aus der Hand. Es gehört inzwischen sehr viel Mut dazu, dem eigenen Körperempfinden zu vertrauen, und es ist oft noch starkes Durchsetzungsvermögen nötig, die als richtig erkannten Empfindungen auch in und eventuell gegenüber der ärztlichen Betreuung durchzusetzen. Ein Beispiel, das mir eine Hebamme aus Norddeutschland erzählte, verdeutlicht dies sehr schön:

«Ich betreute eine Frau, die genau wußte, was sie an medizinischer Begleitung wollte und was nicht. Vorgesehen war im Prinzip eine Hausgeburt. Deswegen fanden auch die Untersuchungen bei ihr zu Hause statt. Den Gynäkologen hat sie während ihrer Schwangerschaft wohl nur einmal gesehen. Von Anfang an hatte ich das Gefühl, daß da alles stimmt zwischen Mutter und Kind. Auch bei den Untersuchungen war immer alles in Ordnung gewesen. Als sie allerdings weit über den errechneten Geburtstermin kam, fiel es mir immer schwerer, gelassen zu bleiben. Meine Kolleginnen (im Belegkrankenhaus), denen ich davon erzählte, warnten mich alle: ‹Bist du wahnsinnig, das ist doch viel zu gefährlich. Kannst du denn dafür noch die Verantwortung übernehmen? Paß bloß auf, daß das nicht noch schiefgeht› und so weiter. Jedesmal nahm ich mir nach diesen Gesprächen vor, sie ins Krankenhaus zur Kontrolle zu schicken. Aber meine Patientin war und blieb sich sicher, daß alles seine Richtigkeit habe und ihr Kind einfach noch etwas Zeit brauche. Zur rechten Zeit würde das Kind dann schon von ganz allein kommen. Ihre Sicherheit wiederum steckte auch mich an, denn ich fühlte gleichzeitig, daß sie recht hatte. Sie wußte ganz einfach, daß es ihrem Kind gutging. Mehr um mir einen Gefallen zu tun, willigte sie schließlich ein, einmal mit ins Krankenhaus zur Ultraschallüberprüfung zu kommen. Ihre Bedingung war allerdings auch ganz klar: Kein Arzt und keinen Eingriff, gleich welcher Art. Zudem mußte ich ihr versichern, daß sie das Krankenhaus wieder verlassen durfte. (Das hört sich jetzt vielleicht etwas dramatisiert an, aber die Routinevorgänge in Krankenhäusern rechtfertigen diese Vorsichtsmaßnahmen. Es kommt eben zu häufig vor, daß bei Frauen, deren Termin schon weit überschritten ist, die Geburt eingeleitet wird – oft sogar ohne Rücksprache mit der Schwangeren, Anm. d. Verf.) Die Überprüfung ergab, daß in der Tat alles in bester Ordnung war. Meine Patientin ging also wieder nach Hause und wartete weiter ab. Für mich waren die nächsten Tagen eine wahre Nervenprobe, denn meine Kolleginnen und der Gynäkologe auf unserer Station äußerten immer massiver ihre Zweifel. Deshalb war die Geburt einige Tage später eine wahre Wohltat. Sowohl Mutter als auch Kind waren wohlauf, und es gab keine Komplikationen. Das Kind wirkte auch nicht übertragen. Für mich war dieses Erlebnis einerseits eine Bestätigung, daß wir als Geburtshelfer die Gefühle der Schwangeren achten und ernst nehmen sollten. Andererseits wurde mir klar, daß dieser positive Verlauf hauptsächlich der Durchsetzungskraft und dem Selbstbewußtsein meiner Patientin zu verdanken war. Bei einer unsicher wirkenden Frau hätte ich nicht so lange gewartet.» Hinzufügen wollte ich hier noch, daß es auch der Hebamme zu verdanken war, daß sie der Kritik ihrer Kolleginnen und des Gynäkologen standhielt und ihrer Patientin vertraute. Auch die Hebamme hat ihrer Intuition entsprechend gehandelt. Sie fühlte die Sicherheit der Frau. Bezeichnend ist jedoch, daß eine Situation, in der eine Hebamme sich auf die Gefühle ihrer Patientin verläßt, für solch eine Aufruhr im Kollegenkreis gesorgt hatte. Unter «normalen» Gegebenheiten wäre die Geburt wohl schon 10 Tage früher eingeleitet worden. Das heißt, ein Kind, das eigentlich noch nicht bereit war, den Mutterleib zu verlassen, wäre mit Gewalt (denn anders lassen sich in diesem Fall künstlich erzeugte Wehen nicht bezeichnen) zur Geburt gedrängt worden.

Der Gynäkologe Rudolf Klimek bezieht zum Thema eingeleitete Geburten sehr deutlich Stellung. Er glaubt, daß in den meisten Fällen nicht der Zustand von Mutter oder Kind die Maßnahmen zur Einleitung entscheide, sondern vielmehr rein statistische Berechnungen. Dies, obwohl allgemein bekannt ist, daß diese statistische Bestimmung des Geburtstermins immer mit einem Plus-Minus-Faktor von 22 Tagen zu verstehen ist. «Ein Baby, das zum Beispiel in der 37. Schwangerschaftswoche geboren werden muß, sollte genau zu diesem Zeitpunkt entbunden werden, nicht erst in der 42. Woche und umgekehrt. In Hessen gibt es zu viele Säuglinge, die bis zur 41. Woche entbunden werden, obwohl mindestens 15 Prozent dieser Kinder noch zwei Wochen länger in der Gebärmutter hätten bleiben müssen. Umgekehrt bleiben 50 Prozent aller Säuglinge, die bereits mit 38 Wochen übertragen sind, durch das Festhalten am sogenannten Naegele-Termin ohne Hilfe», so Klimek.[5] Ihm zufolge hat jede Frau eine eigene Schwangerschaftszeit: «Die Geburtshelfer müssen sich nach Kräften darum bemühen, der individuellen imaginären Zeit von Mutter und Fetus eine Chance zu geben. Bei einer Überprüfung der heutigen lautstarken Beschwerden über die Praxis der Geburtshilfe wird sich zeigen, daß die meisten dieser Beschwerden nicht nur die klinische Kompetenz betreffen, sondern die mangelnde Kommunikation zwischen Ärzten und Patientinnen.»[6]

Sehr häufig enden eingeleitete Geburten mit Komplikationen, wenn nicht gar in einem Kaiserschnitt, der sowohl für Mutter, aber auch fürs Kind immer mit besonderen Risiken verbunden ist und vielerlei Nachteile mit sich bringt.[7]

Aus diesem und ähnlichen Beispielen lassen sich für das heutige Schwangerschaftsvorsorgemodell folgende Schlüsse ziehen:

1. Frauen werden unter «normalen» Umständen nicht ermutigt und unterstützt, mit ihrem Kind in einen inneren Kontakt zu treten.
2. Haben Frauen trotz allem eine innige und enge Beziehung zu ihrem Kind, wird ihnen dennoch nicht selten die Kompetenz abgesprochen, zu wissen, was für sie und ihr Kind gut ist.

3. Das hat zur Folge, daß die Bedürfnisse von Mutter und Kind mißachtet werden und Frauen sogar entmutigt werden, auf die Signale ihrer Kinder zu achten.

Diese Entwicklung ist zutiefst zu bedauern, denn es geht so viel Potential verloren, und so viel kann dadurch zerstört werden. Das Wissen, das Mütter um ihre Kinder haben – und zwar ganz instinktiv und direkt –, sinnvoll eingesetzt, könnte die Geburtshilfe revolutionieren. Dazu gehört, daß Frauen wieder anfangen, an sich selbst zu glauben und sich und ihrem Kind zu vertrauen. Dazu gehört auch, den Dialog mit dem Kind ganz bewußt aufzunehmen. Aber ist der Begriff «Dialog» für ein «noch nicht sprechendes Wesen» (lat. «in-fans») überhaupt angebracht?

In einem philosophischen Beitrag zur Anthropologie des pränatalen Daseins schreibt Augustinus Karl Wucherer-Huldenfeld: «Wie kann es eine Zwiesprache, Rede und Gegenrede, mit einem noch sprachlosen, vorsprachlichen Wesen geben? (...) Zum Dialog gehört vor allem, daß wir füreinander ansprechbar gestimmt sind, schweigend-horchend voneinander und aufeinander zu hören vermögen, ja daß schon das Gewahren der Anwesenheit anderer uns anzusprechen und in Anspruch zu nehmen vermag. Schon deswegen scheint es mir berechtigt, von einer Dialogfähigkeit des Kindes für einen Zeitabschnitt zu sprechen, wo die anatomisch-physiologische Befähigung zu sprechen (im Sinne artikulierten Redens) überhaupt erst heranreift. Ja, es will mir scheinen, daß die frühe personale Kommunikation nicht nur eine für das Erlernen der Sprache und das spätere Existieren in einer Welt sinnvoller Rede zeitlich vorhergehende Bedingung darstellt, sondern vielmehr jene Ersterscheinung (jener Beginn) personaler Kommunikation ist, die als ursprünglichste Möglichkeit zu sein das Ganze unseres Daseins vom Grund und Anfang an durchragt.»[8]

Das ungeborene Kind hat uns viel zu sagen, wenn wir unsere Sinne öffnen, um zu hören. Möglichkeiten dazu gibt es viele und ganz unterschiedliche. Es gibt sogar Autoren, die einen Kontakt bereits vor der Zeugung annehmen. Einen Kontakt, der rein spirituell, nicht an Materie gebunden ist. Es ist, als ob die Seele des Kindes zur Seele der Mutter bereits vor der Manifestierung im Körperlichen einen Kontakt sucht.

Der Anthroposoph Dietrich Bauer sammelte jahrelang Berichte von Müttern, deren ungeborene Kinder, ja zum Teil sogar noch nicht gezeugte Kinder, sich mitteilten bzw. selbst ankündigten. Er schreibt: «Hört man einmal feinfühlig auf Berichte, die werdende Mütter zu geben haben von den Ahnungen, die sie von der Ankunft eines Kindes überkommen, dann zeigt sich vielfach eine ganz zarte, aber höchst konkrete Beziehung zwischen der Mutter und dem ungeborenen Kind, ja, häufig sogar zu dem noch nicht einmal empfangenen Wesen. Es wird von tief eindringlichen Traumerlebnissen erzählt, von Lichterscheinungen, gewaltigen Wolken-, Regenbogen- oder Wasserbildern oder von mächtig tönenden Stimmen, die im Zusammenhang mit der Ankündigung des Kindes auftreten. Deutlich werden dabei einmal Wesen und Charakter, das andere Mal das Aussehen des Kindes oder die Namensgebung erlebt. Es stellt sich die unbedingte Gewißheit ein, daß dieses Kindeswesen schon vor der Empfängnis existent ist.»[9]

Diese Meinung wird natürlich nicht von allen geteilt. Zweifel an der Realität solcher Schilderungen werden nicht nur von biologisch- naturwissenschaftlicher Seite erhoben, sondern auch von psychologischer. Für den Psychosomatiker Walter Dmoch beispielsweise entsteht der vorgeburtliche Dialog im Kopf der Mutter: «Spricht man von den Phantasien und dem inneren Dialog einer werdenden Mutter mit ihrem wachsenden Kind, darf man jedoch nicht aus dem Auge verlieren, daß es sich um ein emotional sehr anrührendes, allerdings phantasierendes Bezogensein auf eine kommende Zukunft handelt, in der die Mutter sich schon jetzt im Zwiegespräch fühlt. Es handelt sich aber um Erleben der erwachsenen Mutter mit ihrer differenzierten Psyche vor dem Zeitpunkt der Geburt, nicht aber um ein Erleben des Kindes und nicht um Interaktionen mit einer kindlichen Psyche.» Trotz dieser Einschränkung betont Dmoch die Wichtigkeit der vorgeburtlichen Beziehung der Mutter zum Kind für das spätere Lebensschicksal des Kindes: «Daher ist es nicht gleichgültig, welche seelische Entwicklung und Reifung die Schwangere während der Vorbereitungszeit auf ihr Kind durchmacht. Insofern sehe ich präpartale Psychologie als Erleben und phantasierendes Verhalten der Mutter, nicht zuletzt als ein vorbereitendes Verhalten in einem sozialen Raum, das sehr wohl wissenschaftlich faßbar ist, weil es der Beobachtung, der Befragung und der Beschreibung durch Dritte zugänglich ist.»[10]

In diesem Bereich ist es sehr unwahrscheinlich, auf eine einheitliche Meinung zu stoßen oder gar «die Wahrheit» zu entdekken. Dies ist auch nicht Sinn des Buches. Einigkeit herrscht jedoch darin, daß der frühzeitige, vorgeburtliche Kontakt zwischen Mutter und Kind sehr positive Folgen hat: sowohl für das Kind, aber auch für die Mutter. Es bleibt also jeder werdenden Mutter selbst überlassen, wie sie den Kontakt mit ihrem Kind gestaltet, aber insbesondere auch, welchen Stellenwert sie diesem Kontakt gibt.

Donald W. Winnicott, ein Pionier der Säuglingsforschung, weist darauf hin, daß eine gute Bindungsbeziehung zu einem großen Teil davon abhängt, inwieweit die Mutter den heranreifenden «Fetus» bereits als eigenständige Person wahrnimmt. Er empfahl daher allen werdenden Müttern schon 1957 – und daher weit seiner Zeit voraus: «Am wichtigsten ist Dein Gefühl, daß es Dein Baby wert ist, daß Du es vom erstmöglichen Moment an als Mensch kennenlernst... Schon in der Gebärmutter ist Dein Baby ein besonderer Mensch, anders als alle anderen, und wenn es dann geboren ist, hat es eine Menge Erfahrungen gesammelt, erfreuliche wie unerfreuliche... Wenn ich Du wäre, würde ich nicht warten, bis Psychologen sich geeinigt haben, wie menschliche Babys bei der Geburt sind – fang einfach an, lern den kleinen Burschen kennen, und laß ihn Dich kennenlernen.»[11]

Das, was sich individuell richtig anfühlt, ist auch richtig. Wie eine Frau Kontakt zu ihrem Baby aufnimmt, ist immer ein ganz persönliches Geschehen. Dabei spielen die unterschiedlichsten Faktoren eine Rolle. Immer ist es jedoch die eigene Lebensgeschichte (und dazu gehört auch das eigene Erleben der Pränatalzeit und der eigenen Geburt!) und die eigene Lebenssituation, die den Rahmen abstecken und das **Wie** der Kontaktaufnahme bestimmen. Wenn im folgenden verschiedenste Vorschläge gemacht werden, welche Möglichkeiten es gibt, um mit dem Kind im Bauch Kontakt aufzunehmen, so bedeutet das natürlich nicht, daß jede Frau all das auch genauso machen sollte. Es bedeutet auch nicht, daß eine Frau, die dies nicht macht, etwas falsch macht. Es soll eine Anregung sein, mehr nicht. Letztendlich wird jede Frau den für sie selbst richtigen Weg zu ihrem Kind finden und gehen.

Zur Einstimmung möge der **Brief an das Ungeborene** dienen, den Andrea F. Cremer an ihr erstes Kind schrieb:

Du bist schön.
Du lebst.
Du pulsierst in mir und hast Dich durch den Lärm dieser Jahreswende nicht schrecken lassen. Deine Bewegungen in mir sind erstaunlich ruhig, aber gleichmäßig. Du bist noch so eng mit mir verbunden, und ich kenne Dich noch nicht. Ich weiß nicht einmal, ob Du eines Tages eine Frau oder ein Mann sein wird. Aber das war auch unser Wunsch. Wie an Weihnachten; es gibt Kinder, die wollen ihre Geschenke sofort aufreißen, und solche, die wollen sich die Überraschung möglichst lange aufheben. Wir, Dein Vater und ich, haben das Paket, das DU bist, noch verschlossen gelassen. Wir waren uns einig, wie wir uns in all den großen Dingen immer einig gewesen sind. Deinen Namen wissen wir schon, aber was ist ein Name ... nur ein Symbol für viel Wichtigeres ... wer soll den Engel benennen, der Dich uns gebracht hat ... kein Storch, nein, daran glaube ich nun schon lange nicht mehr, aber ein Engel ... warum nicht, nach allem, was wir durchgemacht haben ...

Denn, und das weißt Du nicht, wir haben um Deine Existenz ziemlich kämpfen müssen. Ob das Sinn hatte, weiß ich nicht, auf jeden Fall: Ich habe Dich uns immer erwünscht, aber ich muß gestehen: Wir, besonders ich, Deine Mutter, konnten auch ohne Dich leben, auch wenn es grausam klingt und man so etwas heute eigentlich kaum mehr sagen darf... ich denke, daß es manchen Eltern ähnlich geht.

Es gibt einen neuen Gott, mußt Du wissen, in dieser Welt, und das ist die moderne Medizin; ich verehre sie wirklich. Wir pilgerten immer wieder zu diesem Gott, und er sagte uns, daß Du eigentlich gar keine Chancen hättest, jemals in meinen Körper zu gelangen; der Gott sprach von Prozenten und Wahrscheinlichkeiten, von Spermien und Eizellen, von Hormonen, und ich hörte zu und sah alles so klar vor Augen und dennoch: Eine Stimme in mir sagte: **Nein, nein, das mache ich nicht. Es ist die einzige Möglichkeit, aber das mache ich nicht!** Irgendwie ist das nichts für mich. Ich konnte es niemals begründen... und ich habe von meinen Zweifeln auch Deinem Vater nie etwas gesagt.

Die Zeit strömte vorbei, und unser Leben war weiß, weiß wie eine heilende und doch beängstigende Leere, so weiß wie die Freiheit. Doch wir haben uns geliebt, geliebt wie zwei Verzweifelte, wie Wahnsinnige, wie Kinder, wie Sonne und Mond.

Flieder hat uns immer begleitet, sein Duft, die Liebe zwischen Deinem Vater und mir, Deine Zuneigung – bald wirst Du ihn zum erstenmal selbst sehen können, einen Baum wollen wir pflanzen für Dich, einen Fliederbaum.

Ich hatte alles vergessen, ja ich hatte auch den Wunsch nach Dir vergessen. Aber so, als wärst Du deshalb ein wenig böse auf mich, warst Du plötzlich da. Gleich einer weißen Wolke oder einer unverhofften Blume, die man gesät und im nächsten Jahr schon wieder vergessen hatte. Wie die Sonnenstrahlen, die man an einem regnerischen Tag schon abgeschrieben hat, so ruhtest Du schließlich in mir.

Zellstruktur... stecknadelgroß... kleiner Frosch... sahst aus wie ein Gummibärchen. Selbst Dein Vater nannte Dich: **Lurch.**

Ich bewundere Dich und muß Dir danken: Was Du in all der Zeit mitgemacht hast... selbst von wilden Radtouren wurdest Du nicht verschont. Du hast mich verändert; auch dafür muß ich Dir danken. Du hast meine Haare heller und meine Augen ein wenig strahlender gemacht, als würdest Du bereits durch sie hindurch schaun. Meine Haut ist rosiger geworden, und die meisten Menschen lächeln mir zu. Deine Großmutter hat beinahe ein paar Tränen vergossen, sie hat nicht mehr geglaubt, noch einmal ein Enkelkind zu bekommen. Und seltsam... ich selbst habe endgültig aufgehört, ein Kind zu sein.

Merci, auch dafür, wieviel ich auf einmal empfinden kann. Wieviel neue Geräusche ich wahrnehmen kann: stille, leise Töne... früher war es undenkbar für mich, Bach zu hören oder ein Requiem ...Töne so sanft wie das Gurgeln eines Baches. Du hast mich lächeln gemacht, auch wenn ich oft unfreundlichen oder schlecht gelaunten Menschen begegnet bin. Und irgendwie hat dieses Lächeln sie angesteckt. Und noch ein **Wunder** hast DU vollbracht: Ich habe mich mit Herbst und Winter versöhnt. Mein Leben lang habe ich diese Jahreszeiten gehaßt und mich gewehrt. Sie boten Dir Schutz und Dunkelheit und die Zeit zu reifen.

Ich hoffe, es hat Dich nicht gestört, daß wir uns so oft geliebt haben, Dein Vater und ich, in den letzten Monaten, noch bis zuletzt. Aber ich glaube, Du solltest schon vor Deiner Geburt erfahren, wie schön das sein kann, einen Menschen so zu lieben. Draußen, weißt Du, nennen sie das Urvertrauen... ich hoffe, daß wir Dir das auch schenken konnten. Dein Vater und ich haben die Zeit mit Dir in meinem Bauch sehr genossen. Dieses zu zweit und doch zu dritt sein. Manchmal wünsche ich, Du könntest uns berichten, wie DU diese Momente erlebt hast. Vielleicht erkennst Du ja unsere Stimmen und reagierst auf unser Tasten.

Natürlich haben wir auch gebangt um Dich, mein Liebling. Wir konnten Dich nicht fragen, ob DU auch als krankes Kind diese Welt bewohnen willst oder nicht. Doch das ist vorbei. Du bist ja gesund und mußt nur noch die letzte Hürde nehmen: Wir beide müssen einander loslassen. Das erste Mal von unzähligen Malen. Eine gute Übung, denke ich.

Diese Liebeserklärung an das noch ungeborene Kind spricht für sich. Sehr deutlich wird dabei, wie persönlich und zutiefst intim diese erste Mutter-Kind-Beziehung ist. Es ist das Wesen der Mutter, das sich mit dem Wesen des Kindes austauscht, ihm Verständnis entgegenbringt, ihm die Welt erklärt und einordnet. Mütter und Kinder haben sich viel zu sagen. Auch schon vor der Geburt.

Wie gesagt, es gibt vielfältige Möglichkeiten, mit dem Kind im Bauch in Kontakt zu treten. Die meisten Mütter tun dies ganz intuitiv. Selbst wenn sie manchmal auch nicht öffentlich darüber sprechen möchten (vielleicht erscheint ihnen die Beziehung zu intim und zu schützenswert), so sind sich alle Schwangeren ihres Kindes bewußt, und die meisten unterhalten sich auch mit ihm. Thomas Verny und John Kelly ermutigen alle Schwangeren, den inneren Kontakt zum Baby auch ganz bewußt zu suchen: «Weiches, beruhigendes Sprechen bewirkt, daß es sich geliebt und erwünscht fühlt... Es ist von der Intelligenz her reif genug, den emotionalen Klang der mütterlichen Stimme zu spüren... Diese Kommunikation ist ein wichtiger Teil der Bindung... Und jeder Untersucher, der die Bindung nach der Geburt untersucht, stimmt zu, wie immens wichtig für beide, Mutter und Kind, die vorgeburtliche Bindung ist.»[12]

Elemente

Frau-Sein hat stets mit Wasser zu tun.

Mit Tauchen, Eintauchen. Umhüllen, Loslassen, leichter werden. Du bist leicht. Du schwebst in der Erde. Wolken sind Erde, und Erde ist Wolke. Du inmitten. Du spürst, wie eine leichte weiße getupfte Wolke sich in Dir regt. Sich bewegt, fort will.

Die Grenzen Deiner Haut testet.

Wie Donner in Dir ist. Und Sonnenuntergang. Und Dämmerung, am Morgen, noch unschuldig. Du fühlst keine Schuld. Nein, das ist alles richtig so gekommen. Ohne Äther, ohne Verhüllung, einfach und mächtig. Blutig und leidenschaftlich. Aus einer pulsierenden Umarmung. Eine Zelle aus zwei Zellen, zwei... nicht mehr und nicht weniger. Ohne Geist, ohne Wissen, lächelnd. Du bist ein Mensch. Eine Frau. In wildem Tanz. Du bist auch die Tänzerin, die barfuß auf dem Kirchenboden tanzt, mit Schellen an den Fesseln, Blumen am Taufbecken, blutroten und weißen Blumen, die Hände ausgestreckt nach dem Geliebten, der ihren Schleier öffnet, die Tore des dunklen Gebäudes, das Du warst.

Erhellt alles: die Mosaike, Dein Haar, Deine Haut, Deine Brüste mit den Aprikosenknospen.

Du, die Tänzerin, stehst still.

Du bist befleckt.

Wunderbar befleckt.

Dein Mund ist rot ohne Lippenstift.

Du bist zwei.

Noch ein kurzer Abschied ohne Versprechen, und der Tempel ist schwarz.

3.1 In Gedanken verbunden – der innere Kontakt zwischen Mutter und Kind

Die Gedanken, die eine Mutter zu ihrem Kind in den Bauch schickt, können sehr viel sagen. Die meisten Forscher sind sich heute auch einig, daß das Kind diese Gedanken versteht und darauf seinerseits reagiert. Igor Caruso, einer der bekanntesten Pioniere der Pränatalpsychologie, schrieb dazu:

«Die Auseinandersetzung mit der Welt wurden (dem Kind, Einf. d. Autorin) von der Mutter fast vollständig abgenommen. Doch nur **fast**, denn der physiologische Haushalt der Mutter war das Medium, welches die Spuren ihrer Auseinandersetzung auch bis zur Leibesfrucht herantrug. Diese Auseinandersetzungen, die bis zum Kind vordrangen, wurden notwendigerweise dank einer Rückkoppelung beantwortet. Die Antworten mögen noch so primitiv und undifferenziert gewesen sein: nach wenigen Monaten des interuterinen Lebens war das Kind für die Mutter ein sozialer Partner, und zwar kein eingebildeter nur, sondern seine Gegenwart wurde auch registriert und provozierte ihrerseits neue Aktionen der Mutter, die hiermit im Dialog mit dem Kind stand.»[13]

So war es beispielsweise für Marion eine Selbstverständlichkeit, daß sie sich mit ihrem noch ungeborenen Kind unterhielt:

«Ich habe das Kind an allem teilhaben lassen, was ich gemacht habe. Schließlich ist es ja schon ein Lebewesen. Das kann man doch nicht einfach ignorieren. Ich habe so im stillen – manchmal ganz ohne Worte – mit ihm geredet und meine Gefühle erklärt. Insbesondere bei Spaziergängen am Meer habe ich genau beschrieben, was ich sah. Es war, als würde ich einen Blinden durch meine Augen die Welt sehen lassen. Alle schönen Dinge des Lebens habe ich genau beschrieben und mich doppelt daran gefreut. Aber auch wenn ich mal traurig war, geweint habe oder Streit mit meinem Partner hatte, habe ich es meinem Baby erklärt: ‹Mama ist jetzt traurig, weil...› Ich wollte, daß er genau versteht, daß ich nicht ihm böse bin oder über ihn traurig bin. Ich sage jetzt einfach ‹ihm›, denn es war mir schon recht bald klar, daß es ein Junge war, obwohl ich das von meinem Arzt nicht bestätigt haben wollte, auch nicht bestätigt brauchte, denn ich war mir auch so sicher. Oft habe ich mir vorgestellt, wie er aussehen würde, was er später einmal gerne machen würde. Immer habe ich ihn mit blonden Haaren und blauen Augen gesehen. Und genauso sieht er heute auch aus! Ich habe auch viel mit ihm zusammen getanzt. Das war einfach überschäumende Freude. Auch klassische Musik habe ich während der Schwangerschaft viel gehört, obwohl ich das sonst eher selten mache, aber ich hatte das Bedürfnis danach.» Marion war erstaunt, wie sehr ihr Sohn all die Dinge, die sie so gerne in der Schwangerschaft mit ihm machte, schon als kleiner Junge auch gerne mochte. Sobald er Musik hört, fängt er an zu tanzen; wenn er einen schönen Sonnenuntergang am Meer sieht, sagt der kleine Stöpske: «Schau mal, Mama, ist das nicht schön, wenn die Sonne so rot im Meer schlafengeht?»

Oft ist es schwierig, nonverbale Kommunikation zu beschreiben. Und doch kann uns diese Kommunikationsform manchmal mehr sagen als Worte. Nonverbal können sich die wenigsten Menschen verstellen. Mit Worten lügen ist einfach, mit dem Körper lügen fast unmöglich. In diesem Zusammenhang werden häufig Politiker zitiert, die durch ihre Körpersprache genau das Gegenteil ihrer rhetorisch geschliffenen Reden mitteilen und sich trotzdem wundern, daß ihnen niemand Glauben schenkt. Auch im täglichen Leben sind es häufig die kleinen Signale der Körpersprache oder der Gesichtsausdruck, die uns zeigen, woran wir mit einem Menschen wirklich sind. Es scheint, als müsse diese Kommunikationsform nicht erlernt werden, denn bereits Babys «verstehen» den Gesichtsausdruck ihrer Eltern, aber auch anderer Menschen, perfekt.

Auch die Kommunikation zwischen Mutter und ihrem ungeborenen Kind verläuft zum Großteil ohne Worte. Es sind Gefühle, die vermittelt werden. Dies bedeutet aber nicht, daß diese Form der Kommunikation weniger effektiv wäre. Im Gegenteil, Gefühle vermitteln viel direkter und unmittelbarer. Die Gefahr, etwas falsch zu verstehen, ist viel geringer. Gefühle sind «echt». Allerdings erschwert dies im nachhinein oft die Erinnerung, wie Pränatalpsychologen erkannt haben. Die Erinnerungen ihrer Patienten an ihre Zeit im Mutterleib müssen aus diesem Grund erst «in Worte übersetzt werden». Auch deshalb erinnern sich die meisten nicht spontan daran. Das heißt jedoch nicht, daß wir unsere früheste Zeit tatsächlich vergessen hätten. Alles, was wir erlebt haben, ist im Gedächtnis gespeichert. Im psychotherapeutischen Setting gibt es unterschiedliche Methoden, mit deren Hilfe Erwachsene sich zurückerinnern können. Die *International Society for Pre- and Perinatal Psychology and Medicine (ISPPM)* mit Sitz in Heidelberg hat in den vergangenen Jahren eine Vielzahl von eindrucksvollen Fällen dokumentiert, in denen Patienten ihre Pränatalzeit wiedererlebten und verarbeiteten.[14] Methoden, um unbewußtes Material bewußtzumachen, sind: Regression, gelenkte Imaginationen durch Visualisierung, Hypnose, Massage und andere Körperarbeit, freie Assoziation, Traumanalyse und verschiedene Atemtechniken. Durch ein Verstehen der eigenen pränatalen Situation wird es möglich, Projektionen aus der Vergangenheit aufzugeben und die gegenwärtige Situation klarer zu erkennen. Gerade für Schwangere kann es sehr sinnvoll sein, die Verknüpfung zu sehen zwischen ihrer aktuellen Schwangerschaft und der Zeit, als sie selbst im Bauche ihrer Mutter waren. Diese unbewußten Erinnerungen können den intrauterinen Bindungsaufbau zum Kind beeinflussen. Sind sich Schwangere dessen bewußt, kann sich das sehr positiv auswirken.

Hatten Mutter und Kind die Möglichkeit, sich während der Schwangerschaft kennenzulernen, kann auch die Geburt davon sehr profitieren. Carmen mußte in ihrer zweiten Schwangerschaft aufgrund eines Bandscheibenvorfalls viel liegen. «Ich war eigentlich eher traurig darüber, daß ich jetzt so ans Bett bzw. das Sofa gebunden war, aber ich habe meinem Kind ganz bewußt schöne Dinge erzählt. Dadurch ging es mir selbst schließlich auch wieder besser. Ich fühlte auch stark, daß ich jetzt ganz unmittelbar die Verantwortung für ein anderes Lebewesen trage. Das hat mir ungeheure Kraft gegeben. Sonst neige ich eher dazu, leicht zu verzweifeln. Aber die Ruhe des Kindes hat sich irgendwie auf mich übertragen. Ich fühlte, ich müsse dem Kind Schutz geben. Dadurch war ich auch fähiger, Entscheidungen zu treffen. In dieser Zeit war meine Intuition gestärkt. Sowohl für mein Kind, aber auch für mich selbst. Ich brachte endlich den Mut auf, mich mehr und mehr von der Schulmedizin abzuwenden und alternative Heilmethoden auszuprobieren. Ich merkte, wie gut mir das tat. Jeden Tag unterhielt ich mich ausgiebig mit meinem Kind, erzählte ihm alles vom Tag, von der Zukunft, alles was mir durch den Kopf ging. Bei beiden Schwangerschaften träumte ich in der 13–14. Woche den Namen und das Geschlecht des Kindes. Danach war unsere Beziehung noch intensiver. Aufgrund meiner Erkrankung wollte mein Gynäkologe in der 36. Woche einen Kaiserschnitt machen. ‹Das halten Sie sonst nicht aus›, sagte er. Die Geburt meines ersten Kindes wurde auch eingeleitet, und ich hatte das als sehr unangenehm erlebt. Zuerst hatte ich recht viel Angst vor meiner zweiten Entbindung gehabt. Aber einen Kaiserschnitt wollte ich nicht. Ich wollte diesmal, daß sich mein Kind seinen Geburtstag selbst aussuchen konnte. Schließlich setzten ganz sanft Wehen ein. Zwei Wochen hatte ich völlig schmerzfrei leichte Wehen. In dieser Zeit hatte ich einen besonders intensiven Kontakt mit meinem Kind. Ich habe dem Kind auch meine Ängste und Befürchtungen erzählt. Die Wehen waren gerade so, wie ich sie ertragen konnte. Es war, als seien sie genau auf meinen Körperzustand abgestimmt. Zentimeter für Zentimeter öffnete sich der Muttermund. Als nach zwei Wochen dann das Fruchtwasser abging, ließ ich einen befreundeten Gynäkologen aus der Nachbarschaft holen. Die Wehen wurden etwas heftiger, und so nach einer Dreiviertelstunde dachte ich: ‹So, jetzt geht es wohl los.› Ich hatte mich aber vertan, denn kurz darauf war Marco da. Ich konnte es selbst kaum glauben. Die Geburt war ganz leicht gewesen, ich hatte mich nicht anstrengen müssen. Es war, als hätte Marco gewußt, daß ich ihm nicht viel helfen konnte. Er hat alles allein gemacht – unendlich sanft.»

Das Kind kann also ein echter Partner bei der Geburt sein – wenn wir es zulassen! Die Signale des Kindes richtig zu deuten geht natürlich viel leichter, wenn die Mutter das Kind schon «kennt» und eine gemeinsame Kommunikationsform und -ebene gefunden hat.

In den USA gibt es seit einigen Jahren gezielte Programme, die eine vorgeburtliche Bindung und vorgeburtliches Lernen fördern. Sogenannte «Prelearnig Programs» werden inzwischen in den meisten größeren amerikanischen Städten angeboten. An dieser Stelle möchte ich betonen, daß ich vorgeburtliche Lernprogramme, die auf eine «Intelligenzsteigerung» abzielen, mit Skepsis und Besorgnis betrachte. Ist es sinnvoll, Kinder schon vor der Geburt auf die Leistungsgesellschaft vorzubereiten, sie durch vorgeburtliche Lernprogramme zu größeren Leistungen zu «erziehen»? Werden so Eliten bereits im Mutterleib gezüchtet? Ist so nicht schon seine Ruhe gestört? Müssen Kinder schon vor der Geburt Programme durchlaufen, die auf Effizienzsteigerung ausgerichtet sind? Dr. med. Mehdi Djalali, Gynäkologe aus Düsseldorf, beurteilt pränatale Lernprogramme mit äußerster Kritik: «Ich halte vorgeburtliche Lernprogramme für sehr gefährlich. Wenn versucht wird, dem Kind schon Fremdsprachen beizubringen oder ein Musikgenie aus ihm zu machen, so kommt das einer Vergewaltigung gleich. Das Kind hat keine Chance, sich gegen diese Berieselung zu schützen. Alles, was ein Kind im Mutterleib braucht, ist die liebevolle Bestätigung seines Da-Seins in Geborgenheit.»

Anders sieht es aus, wenn pränatale Programme dazu dienen, den intuitiven Kontakt zwischen Mutter und Kind zu vertiefen. Im Kontext einer immer wissenschaftlicher betriebenen Geburtshilfe, in dem Geburt zu einer rein technisch-medizinischen Angelegenheit reduziert wurde, ist es offenbar inzwischen nötig, Möglichkeiten der Intuitionsverstärkung aufzuzeigen.

Der «Erfinder» dieser Programme, der amerikanische Kinderarzt F. Rene Van de Carr, begann 1979 mit einem kleinen Handbuch und einem Video Eltern für seine Methode zu gewinnen. Nicht mehr als zweimal fünf Minuten täglich sollten sich Eltern auf ihr ungeborenes Kind einstellen und zu ihm Kontakt suchen. Van de Carr glaubte, daß er nur Erfolg haben würde, wenn die Anwendung nicht viel Zeit kosten würde. Und er hatte Erfolg! Tausende von Eltern haben seine Methoden befolgt, und fast alle waren total begeistert. Gemeinsam mit Dr. Marc Lehrer entwickelte er 1983 ein noch weiterreichendes Programm, um die Eltern-Kind-Kommunikation schon vor der Geburt zu fördern.[15] Ihre «Prenatal University» wurde in der Zwischenzeit von vielen anderen (Psychologen, Kinderärzten, Hebammen, Geburtsvorbereiterinnen) benutzt, erweitert und ergänzt. Sogar in Venezuela und in Thailand wurden Prelearning-Programme, basierend auf der Van-de-Carr-Methode, als Gesundheitserziehungsprogramme staatlich gefördert und ihre Effektivität wissenschaftlich untersucht.[16]

Sämtliche Untersuchungen kamen zu dem Ergebnis, daß eine vorgeburtliche Kontaktaufnahme sich nachgeburtlich (aber auch während der Geburt: sie verlief meist komplikationslos, und es mußten weniger Schmerzmittel verabreicht werden) besonders positiv auswirkt: die Kind-Eltern-Beziehung war sehr ausgeprägt, selbst wenn die nachgeburtliche Umgebung eher ungünstig war (Armut, Arbeitslosigkeit, beengte Wohnverhältnisse). Der IQ des Kindes war vergleichsweise höher als bei Kindern, deren Eltern dieses Programm nicht mitgemacht hatten, die sprachlichen Fähigkeiten sowie insgesamt die Lernfähigkeit waren besser ausgeprägt. Die bessere «Leistung» der Kinder war zwar Ergebnis, nicht aber ursprüngliche Absicht. Das heißt, die Kinder wurden nicht auf Erfolg getrimmt. Allein die bewußte Beschäftigung der Mutter mit dem Kind machte den Unterschied.

Die Programme starten meist ab dem 5. Schwangerschaftsmonat. Manchmal sogar eher. Van de Carr fand heraus, daß ungefähr ein, zwei Stunden nach dem Essen (wenn der Blutzuckerspiegel der Mutter am höchsten ist) das Ungeborene am lebhaftesten reagiert und dies die beste Zeit für die Kontaktaufnahme sei.

Durch diese Programme erkennen Eltern und andere Familienangehörige das Ungeborene bereits als ein Individuum, das verstehen und auch reagieren kann. Dies hat auch Auswirkungen auf die nachgeburtliche Periode. Eltern, die an Prelearning-Programmen teilgenommen hatten, konnten offenbar ebenfalls die Signale ihres Neugeborenen besser verstehen und einordnen. Auch Weinen wurde so eher als Kommunikationssignal verstanden und dementsprechend darauf reagiert. Es zeigte sich, daß die Intuition für das Kind insgesamt besser ausgebildet war und die vorgeburtliche Beziehung positive Gewohnheiten auch nach der Geburt in Gang setzte.

Auf einen interessanten Punkt in bezug auf Geschlechtsrollen-Stereotype verweist ebenfalls Van de Carr: «Wenn Familienmitglieder Kontakt mit dem Kind im Bauch aufnehmen und lernen, auf das Ungeborene einzugehen, so geschieht das in den meisten Fällen (wenn keine Fruchtwasseruntersuchung gemacht wird) ohne Bezug auf das Geschlecht des Kindes. Das heißt, daß im Normalfall niemand weiß, ob das Baby ein Mädchen oder ein Junge ist. Dies erlaubt eine Beziehungsaufnahme und -vertiefung ohne kulturell bedingte Untertöne und Stereotypen, die normalerweise ablaufen, sobald bekannt ist, welchem Geschlecht das Kind angehört.» Auch hierbei ist eine nachgeburtliche Komponente von Bedeutung: «Die Eltern haben bereits eine Beziehung zu ihrem Kind entwickelt, deshalb vermindern sich die Fälle, in denen ein Kind, weil es das ‹falsche Geschlecht› hat, als weniger wertvoll oder erwünscht behandelt wird.» Diese Beobachtung Van de Carrs sollte uns vielleicht zum Nachdenken anregen, um die heute so beliebten Geschlechtsvoraussagen (auch per Ultraschall) etwas kritischer zu betrachten.

Eine vorgeburtliche Beziehungsaufnahme hat noch eine weitere positive emotionale Auswirkung: Eltern können zu einem relativ streßfreien, frustrationslosen Zeitpunkt ihr Kind kennenlernen. Im Bauch der Mutter geschieht die Versorgung noch «von selbst». Das Kind weint nicht, weckt Eltern in der Regel nicht nachts auf (von häufigen WC-Besuchen der Mutter einmal abgesehen) und ist mit einem Wort «pflegeleicht». Das kann sich nach der Geburt recht rasch ändern. Die steigenden Ansprüche des Kindes, die damit einhergehende Müdigkeit der Eltern und mögliche Komplikationen (z. B. bei der Fütterung) können dazu führen, daß Eltern in ihrem Baby nicht das intelligente, interaktive und kommunikative Wesen sehen, das es eigentlich ist. Haben Eltern ihr Kind jedoch schon vor der Geburt als solches kennengelernt, überträgt sich diese Einschätzung auch auf die Zeit nach der Geburt. Darüber hinaus treten nachgeburtliche Schwierigkeiten oder Komplikation bei der «Kontaktgruppe» insgesamt weniger auf.

All dies sollte selbst Skeptiker veranlassen, sich bereits vor der Geburt dem Kind zuzuwenden. In China nimmt man seit jeher an, daß das Kind bei seiner Geburt bereits ein Jahr alt ist, ein deutlicher Hinweis darauf, daß auch dort die Schwangerschaft als Erlebenszeit gedeutet wird.

Wie der Aufbau einer vorgeburtlichen Eltern-Kind-Beziehung aussehen kann, soll deshalb hier beschrieben werden. Diesen Vorschlägen liegen die genannten Programme, eigene Erfahrungen sowie Schilderungen vieler Mütter, die ich zu diesem Thema befragt habe, zugrunde.[17] Diese Tips sind nicht als fertiges Programm gedacht, sondern eher als Menü, aus dem sich jede Schwangere ihr eigenes Programm zusammenstellen kann. Sie sollten sich dabei von Ihren Vorlieben und Ihrer Intuition leiten lassen. Das, was Spaß macht, ist auch gut für Sie und Ihr Kind. Nach der Schilderung der verschiedensten Möglichkeiten, mit dem Kind Kontakt aufzunehmen, sind jeweils kurze Vorschläge angefügt, wie Sie das Gelesene in die Praxis umsetzen können. Die genannten Vorschläge sind natürlich miteinander kombinierbar.

Vorschläge, die Ihnen die «innere Ansprache» erleichtern können:

– Reservieren Sie sich eine bestimmte Uhrzeit am Tag. Am besten dann, wenn Sie sich am leichtesten eine «Auszeit» nehmen können. Es reichen schon 15 Minuten pro Tag. Wenn Sie mögen, können Sie diese Zeit natürlich ausdehnen. Viele Mütter berichten, daß sich ihr Kind offenbar auf diese Zeit der Kommunikation eingestellt hat und dann besonders ansprechbar ist.
– Suchen Sie sich einen Ort, an dem Sie ungestört bleiben können; stellen Sie für diese Zeit ruhig das Telefon ab – Setzen Sie sich so, daß Sie auf etwas Schönes blicken: sei es die Aussicht aus Ihrem Fenster, ein schönes Bild oder Poster oder sonst etwas, was Sie erfreut.
– Falls Sie sich besser mit Musik entspannen können, lassen Sie meditative, harmonische Musik leise im Hintergrund laufen.
– Schließen Sie zunächst die Augen, und versuchen Sie, alle Alltagssorgen zu vergessen. Das ist oft leichter, wenn Sie zunächst einige Male tief ein- und ausatmen und sich dabei nur auf die Luft konzentrieren, die durch Ihre Nase fließt. Im Rhythmus des Atems hebt sich Ihr Bauch auf und ab. Stellen Sie sich vor, daß Sie mit dem Sauerstoff, den Sie einatmen, auch Ihr Kind erreichen. Stellen Sie sich auch vor, daß die Luft, die Sie ausatmen, schon bei Ihrem Baby war. So haben Sie schon die erste spürbare Verbindung hergestellt. Stellen Sie sich vor, daß Ihr Körper sich immer weiter entspannt, bis Sie sich klar und ganz ruhig fühlen. Stellen Sie sich vor, daß Sie alles sehen können, was immer Sie sich auch vorstellen. Achten Sie auf kleine Details, je genauer Sie hinschauen, um so klarer und einprägsamer werden Sie Ihre inneren Bilder erleben. Schauen Sie sich alles genau an, riechen Sie es, hören Sie selbst die kleinsten Geräusche, fühlen Sie die Atmosphäre.
– Legen Sie Ihre Hände auf den Bauch, und stellen Sie sich vor,

wie Sie Wärme und Liebe durch die Hände und durch die Bauchdecke zu Ihrem Baby schicken.

– Jetzt können Sie sich mit Ihrem Kind unterhalten. Erzählen Sie ihm von Ihnen. Wie Sie die Nachricht aufgenommen haben, daß Sie bald ein Kind bekommen, wie Ihr Partner darauf reagiert hat. Auch wenn die Nachricht nicht unbedingt nur Freude in Ihnen ausgelöst hat, können Sie Ihrem Kind jetzt erklären, weshalb Sie nicht sofort begeistert waren. Es spricht viel dafür, daß es das sowieso gemerkt hat. Wenn Sie mit ihm darüber sprechen, wird es Sie verstehen. Sagen Sie ihm, daß Sie sich jetzt freuen und daß Ihr Leben durch seine Ankunft für Sie ganz anders werden wird.

– Sie können dem Baby auch von seinem Vater erzählen. Wie Sie sich kennengelernt haben. Welche schönen Stunden Sie miteinander erlebt haben. (Paarübungen finden Sie in den nächsten Kapiteln.)

– Träumen Sie gemeinsam mit Ihrem Baby von der Zeit, wenn es geboren ist. Was werden Sie dann alles gemeinsam unternehmen? Was möchten Sie dann Ihrem Baby alles zeigen? Wer freut sich ebenfalls auf seine Ankunft?

– Träumen Sie gemeinsam mit Ihrem Baby von der Zeit, wenn es ein Schulkind sein wird. Was wird es gerne machen, welche gemeinsamen Aktivitäten sind denkbar?

– Erzählen Sie Ihrem Baby von Oma und Opa. Vielleicht sogar von der Zeit, als Sie selbst klein waren.

– Träumen Sie gemeinsam mit Ihrem Baby von der Zeit, wenn es erwachsen sein wird.

Zum Abschluß können Sie vielleicht ein Bild von sich und Ihrem Baby malen. Natürlich sind die genannten Anregungen viel zu viel für eine einzige «Babyzeit». Suchen Sie sich je nach Laune einzelne Anregungen heraus, und vertiefen Sie diese nach eigener Lust und Phantasie. Lassen Sie einfach Ihre Gedanken schweifen, wenn Sie Ihrem Baby nahe sind. Oft entwickelt sich etwas ganz Neues, ganz anderes als das, was Sie sich zunächst vorgenommen hatten. Das kann sogar noch viel schöner sein, als wenn immer alles «nach Plan» läuft.

Das Gefäß

Du bist weiß, weiß wie die Sterne.

Und weiß wie der Schnee, der in dicken Flocken vor Deinem Fenster niederfällt. Leer und durchsichtig bist Du, für das Kommende, das Kommende, das in Dich fällt. Du hast auch Angst, sogar sehr viel Angst. Doch über Dir ziehen die Sterne vorüber. Monat für Monat, und in einem dieser Monate fällt ein Stern in Dich, silbern und klar, bei jedem Atemzug.

Du wirst diesen Stern halten, denn Du bist das Gefäß. Du hast viel Sinn, wenn etwas in Dir ist. Flüssiges oder gar Festes. Ein Kind. Ein Körper. Lebendes, Pochendes, das sich lohnt festzuhalten.

Du warst durchlässig und immer offen, so konnte der Körper in Dich kommen, offen für den Wind, die Zärtlichkeiten der Haut und die Unbefangenheit der Blumen. Es gab keine Grenzen, Du atmest gleich einer Membrane. Durch Dich hindurch geht der Tag und die Nacht. Die Fragen und die Antworten und das Wissen. Du mußt Dich anfassen, um zu wissen, daß Du noch da bist und dieses Wesen in Dir... sehr oft trittst DU vor den Spiegel, um die Veränderung der Membrane zu sehen.

Du bist Morgentau und Abendröte. Du bist duftendes Heu, Du bist die letzte Welle, die ans Ufer strömt. Die Regentropfen, die Schneeflocken, die Sonnenfunken und der Schatten von Menschen fangen sich auf in Dir. Jetzt, jetzt in dieser Zeit, die Du als Wochen und Monate zählst...

Nie wieder, nie wieder wirst Du diesen Zustand des Körpers erleben. Du fühlst, als könntest Du immer Gefäß sein. Eines Tages wird Deine Fülle ausgeleert. Du wirst Dich ergießen. In Schreien, in Tränen, in Blut. Du wirst damit auch Leben ausgießen. Neues Blut, neuer Samen, ein neues Herz, neue Augen, pochende Adern werden außerhalb von Dir sein. Das, nur das ist gewiß. Wie nichts anderes gewiß ist. Du lächelst über diesen Gedanken – oder sind es die Gänseblümchen, die wenigen auf der Wiese – nicht einmal das ist gewiß...

Eines Tages wird Dein Gefäß leer sein – und Du bist auch darüber glücklich.

3.2 Die Stimme als Kontaktmedium

Wenn Sie einige der vorgestellten Vorschläge in die Tat umgesetzt haben, so haben Sie Ihrem Baby bereits einiges erzählt. Sie haben es «nur» ohne Worte und «nur» in Gedanken getan. Das ist oft die einfachste Art und Weise, Kontakt aufzunehmen. Mancher Frau kommt es vielleicht seltsam vor, laut mit ihrem noch ungeborenen Kind zu sprechen. Zum Teil auch deshalb, weil es eben noch nicht zu sehen ist. Da wir aber inzwischen wissen, welch große Rolle die mütterliche Stimme für das Ungeborene spielt, können wir sie auch ganz bewußt einsetzen. Im Prinzip kann all das, was eine Mutter ihrem Kind ohne Worte mitteilt, auch laut ausgesprochen werden. Das hat dann allerdings eine völlig andere Dimension. Worte, die laut ausgesprochen werden, sind vielleicht nicht ganz so intim, aber sie haben oft einen realeren Charakter. Dadurch, daß eine Mutter laut mit ihrem Kind im Bauch spricht, wird das Kind zum Gesprächspartner. Es wird mehr als Person – und zwar als eigenständige Person – erlebt. Dies kann die Mutter-Kind-Beziehung auf ganz neue Beine stellen. Gesprochene Sprache ist ein Vorgang, bei dem sich Gedanken, also unsere innere Welt, in Worten ausdrückt und sich somit materialisiert.

Bei der lauten, äußeren Unterhaltung kann auch der Vater eine aktive Rolle einnehmen. Väter genießen es sehr, wenn sie merken, daß das Kind im Bauch auch auf ihre Stimme reagiert. Bernd erzählt:

«Immer wenn ich abends nach Hause kam, habe ich nicht nur meine Frau, sondern auch unsere kleine Prinzessin im Bauch begrüßt. Wir wußten nämlich schon, daß es ein Mädchen wird. Ich habe dann den Bauch meiner Frau umfasst und bei der rechten Bauchhälfte ‹Hallo, mein Schatz, wie geht's dir?› gefragt und dann nochmals das gleiche auf der linken Seite. Nach einer Weile habe ich gemerkt, wie die Kleine zur jeweils angesprochenen Seite hinrutschte. Das fühlte sich ganz toll an. Es war eine richtige Bewegung, an der ich durch meine Hände erkennen konnte, daß auch sie mich erkennt.» Abends auf der Couch hat Bernd viel mit seinem kleinen Töchterchen gesprochen: «Ich habe auch viel mit dem Kopf leicht auf dem Bauch gelegen und konnte dabei oft ihren Herzschlag hören. Das war immer ganz toll. Ich wußte dann immer, sie ist da, ihr geht es gut, und bald werde ich sie kennenlernen. Es hat die Beziehung zu meiner Frau ungemein vertieft. Sie war diejenige, die dieses Wunder möglich machte.»

noch immer ...

Du bist immer noch neben mir
wenn ich jetzt die augen schließe
unter den augen des ultraschalls
Du bist immer noch neben mir
so wie Du in mir
warst
und bei mir
an einem tag aus weißer spitze
puls auf 60
unser kind ist ganz ruhig
so wie ich
Du streichelst mit Deiner warmen hand
die kühle meines rings
ich öffne die augen
ungeträumt bist Du immer noch neben mir

Der amerikanische Psychologe William B. Sallenbach berichtet von einem speziellen vorgeburtlichen Lernprogramm («Bonded Beginnings»), das er auch mit seiner Tochter durchführte und genau dokumentierte.[18] Er schildert darin eine spezielle Episode. Zu Beginn jeder Kontaktaufnahme sagte er über den Bauch gebeugt: «Hallo, Papa ist hier.» Dabei drückte er sacht bei jeder Silbe auf den Bauch seiner Frau. Diese Verbindung zwischen akustischen und körperlichen Signalen lud seine Tochter zur Reaktion ein. Schon nach dreimaliger Begrüßung durch diesen Satz – kombiniert mit den Klopfsignalen – klopfte die Tochter zurück!

Die Kombination von akustischen Signalen und gleichzeitiger körperlicher Verstärkung scheint sich tief ins Gedächnis des Kindes einzuprägen. Eindrücklich schildert dies ein Beispiel Van de Carrs, in dessen Programm Mütter aufgefordert werden, kurze einsilbige Wörter täglich zu wiederholen, kombiniert mit leichten Klopf- oder Streichelbewegungen. Eine Mutter, die an diesem Programm teilgenommen hatte, zeigte, als sie in ihrer zweiten Schwangerschaft im 5. Monat war, ihrer ersten Tochter (sechzehn Monate alt) ihren Bauch mit den Worten: «Schau mal den dicken Bauch von Mama. Mama hat ein Baby im Bauch.» Daraufhin kam ihre Tochter auf sie zu und wiederholte exakt einen Teil des Prelearning-Programms, das ihre Mutter mit ihr durchgeführt hatte. Die Tochter klopfte und streichelte den Bauch der Mutter und wiederholte genau die Worte aus dem Programm: «Pat, pat, pat, rub, rub, rub (klopf, klopf, klopf, streichel, streichel, streichel).» Die Mutter hatte diese Worte nach der Geburt der Tochter nicht mehr benutzt und hatte auch noch nicht mit dem Programm für ihr zweites Kind begonnen. Dennoch erinnerte sich ihre Tochter genau daran.

Van de Carr ist ein Verfechter der sogenannten «Babysprache». Ein- oder zweisilbige Wörter sollen die Kommunikation mit dem Baby erleichtern. Zweisilbige Wörter haben einen engen Bezug zum Herzrhythmus und kommen deshalb der Erfahrungsebene des Babys entgegen. In fast allen Sprachen sind die

Worte für Ma-ma und Pa-pa zweisilbig. Auf die Bedeutung der Zweisilber macht auch Augustinus Karl Wucherer-Huldenfeld aufmerksam:

«Wenn später in der Lallperiode unter den ersten deutlicher artikulierten Lautgebilden die Zweisilber da-da, do-do, ma-ma, pa-pa überwiegen, könnte man den Schluß wagen, es handele sich genaugenommen nicht um ‹Lall**mono**loge›, sondern um die freie Wiedergabe des lange gehörten Doppeltons des mütterlichen Herzens, womit nunmehr auf das befriedigende Dasein im Offenen des Bereichs gegenwärtiger mütterlicher Anwesenheit geantwortet wird.»[19]

Die Stimme der Mutter ist für das Ungeborene ein ganz wichtiger Bezugs- und Angelpunkt. Wucherer-Huldenfeld: «Das Ungeborene kann sich der Mutter und ihrer Stimme gar nicht entziehen. Ist sie schrill, zornig oder freudig, summt sie dem Baby etwas vor, spricht sie zärtlich und leise zu ihm – zum Beispiel, wenn sie auf seine Bewegungen eingeht –, oder redet sie überhaupt wenig, ist sie frustriert verstummt oder gar taubstumm? (...) In der Stimme (zu der auch die Sprache des Schweigens gehört) ist die Mutter selber für ihr Kind da, das an ihrem Gestimmtsein, an der jeweiligen Art und Weise des Offenständigseins ihres Daseins und ihrer unmittelbaren Welterschlossenheit teilnimmt.»[20]

Die Stimme der Mutter nimmt für das Ungeborene auch deshalb eine Extrastellung ein, da Geräusche von außen nur mit einer Lautstärke von 20 db wahrgenommen werden, die Stimme der Mutter hingegen etwa 35 db erreicht.[21]

Ungeborene, so glaubt Wucherer-Huldenfeld, hören mit einer sehr großen Intensivität, denn ihr Hören sei noch nicht auf jene Beiläufigkeit reduziert, mit der man gewöhnlich hört, wenn man etwas sieht. Alfred Tomatis, der berühmte Arzt und Musiktherapeut, verweist auf die hohe emotionale Ansprechbarkeit, die mit der mütterlichen Stimme verbunden ist. Therapien mit autistischen Kindern beispielsweise, in denen man den Kindern die mütterliche Stimme künstlich gefiltert vorspielte – wodurch die Stimme wie im Mutterleib klang –, weisen verblüffend erfolgreiche Ergebnisse auf.[22]

Hier nun wieder einige Vorschläge, wie die Stimme – der Mutter oder des Vaters – als Kontaktmedium eingesetzt werden kann. Zur Einstimmung siehe voriges Kapitel.

– Lesen Sie Ihrem Kind etwas vor. Besonders eignen sich schöne Geschichten mit Tiefgang. Beispielsweise *Die Möwe Jonathan* oder Texte von Khalil Gibran, aber auch Ihre persönliche Lieblingsgeschichte. Ebenfalls bestens geeignet sind Gedichte. Lesen Sie ruhig immer wieder denselben Text. Ihr Kind wird diesen Text später wiedererkennen, und Sie können ihn dann sehr gut als Gutenachtgeschichte einsetzen. Es können aber auch Vater, Geschwister oder andere nahestehende Personen dem Kind eine Geschichte vorlesen. Das kann dieselbe sein oder aber eine «eigene», die dann nur von der einen Person vorgelesen wird.

– Erzählen Sie dem Baby eigene Geschichten, oder ändern Sie bestehende Geschichten individuell ab, so daß die Situation auf Sie selbst und Ihr Kind zutrifft. All dies ist eine gute Vorübung zum Geschichtenerzählen später, wenn es geboren ist.

– Sprechen Sie mit Ihrem Kind über die bevorstehende Geburt. Eine «Geburtsvorbereitung» des Kindes kann sehr sinnvoll sein, denn schließlich ist das Kind ja aktiver Partner bei der Geburt. Lassen Sie Ihr Kind wissen, daß Sie diesen Übergang gemeinsam bestehen werden, daß Sie immer bei ihm sind (nicht nur körperlich, sondern auch in Gedanken) und ihm nach allen Kräften helfen wollen und werden. Bitten Sie um seine Mithilfe nach dem Motto: «Zu zweit geht es leichter.»

– Sprechen Sie mit Ihrem Kind über Ihre Ängste und Sorgen. Solange Sie ihm zu verstehen geben, daß Sie es nicht für diese Gefühle verantwortlich machen, kann es mit diesen Emotionen so besser fertig werden.

– Sie können Ihrem Kind gar nicht oft genug sagen, wie sehr Sie es lieben. Vielleicht erfinden Sie hübsche Kosenamen, die Sie auch später nach der Geburt verwenden können. Der Vorteil von Kosenamen ist, daß viele geschlechtsneutral eingesetzt werden können. Falls Sie schon wissen, welches Geschlecht es hat und welchen Namen Sie Ihrem Kind geben wollen, können Sie es auch «bei seinem Namen nennen».

– Erzählen Sie Ihrem Kind von den Geschwistern (falls Sie schon Kinder haben), ja lassen Sie die Geschwister mit dem neuen Baby im Bauch reden. Kinder finden den Zugang meist ganz leicht und selbstverständlich. Meist streicheln sie spontan den Bauch dabei und nehmen das Kind als ihresgleichen an. Vielleicht erzählen Ihre Kinder sogar aus der Zeit, als sie selbst noch bei Ihnen im Bauch waren. Nehmen Sie diese Beschreibungen ernst, und verulken Sie Ihre Kinder nicht deswegen. Vielleicht ist dies mit ein Grund, weshalb Kinder später (und Erwachsene!) das Leben vor der Geburt «vergessen» haben. Bei einer stichprobenartigen Untersuchung in einem Kindergarten stellte sich heraus, daß sich noch sehr viele Kinder im Alter von zwei bis vier Jahren an ihre intrauterine Zeit erinnern können.[23]

– Falls Sie selbst – oder Ihr Mann – eine zweite Muttersprache haben, können Sie natürlich ebenso Geschichten in dieser Sprache vorlesen oder erzählen. Nicht unter der Prämisse, daß Ihr Kind zweisprachig auf die Welt kommt, sondern eher unter dem Aspekt, daß durch die Sprache ein Stück der Kultur des Vaters oder der Mutter übermittelt wird.

Auch bei diesen Vorschlägen gilt: Diese Tips sollten lediglich als Gedankenanstöße verstanden werden. Entwickeln Sie Ihr eigenes Programm. Vertiefen, erweitern Sie nach Herzenslust. Was zählt, ist, daß es Ihnen und Ihrem Kind gutgeht dabei. Und das können nur Sie erkennen!

Denken Sie daran, daß auch das **Wie** des Sprechens, die Intonation also, von großer Bedeutung für das Verständnis ist. Durch bloße Nuancen in der Betonung können Worte ihre Bedeutung verändern bis hin zum Gegenteil. Gerade beim Ungeborenen ist dieser Umstand wichtig, wie Richard Parncutt ausführt: «Wir wissen aus der Sprachforschung, daß der emotionale Inhalt der Sprache zum großen Teil durch deutliche Veränderungen in der fundamentalen Frequenz (die Prosodie oder Lauteigenschaft einer Sprache) transportiert wird. Entsprechend könnte die Prosodie der mütterlichen Sprache für den Fötus eine der wichtigsten Quellen von Informationen über den emotionalen Zustand der Mutter sein, was angesichts der primären Abhängigkeit vom emotionalen Zustand der Mutter von nicht zu unterschätzender Bedeutung ist. Es läßt sich also annehmen, daß der Fötus sehr sensibel für sprachliche Intonation wird.»[24]

Ungerufen – die Stimme

Gerufen hast Du es nicht.

Nicht einmal benannt. Es war da. Eines Tages. Sommertags. Du hast Dir es immer vorgestellt, wie es wohl ist, wenn Es spräche.

Welche Stimme? Stimme der Glocken, der Harfe, Mandoline. Oder gar eine Stimme, die Du kennst. Von jeher. Du bist still, so still, wie man nur still ist, um Nie-Gehörtes zu hören. Fremd-Vertrautes. Es muß ja Dein sein, es ist in Deinen Körper gekommen, ohne vorher mit Dir zu sprechen. Ohne sich zu zeigen. Ohne Dich auch nur zu streifen. Wie eine Wolke Dich streift, ein Regentropfen Dich berührt, wenigstens so! Selbst eine Wimper, die an Deinem Augenlid hängt, hättest Du bemerkt. Am Anfang also nichts. Keine Stimme. Keine Berührung. Kein Gesicht. Du siehst langsam an Dir hinab. Nein, Du bist nicht durchsichtig. Aus Glas, nein. Und doch hast Du Dich aufgelöst.

Einmal so sehr. So ohne Vorbehalt. Du wärst in allen Elementen gleichzeitig. Das Wasser ist in Dir, Du bist wie die Luft. Feuer fährt in Dich ein, ist wie die Schlange, die sich in Dir fortzüngelt. Heiß, verzehrend. Aber Angst hast Du keine. Nicht immer jedenfalls. Die Stimme kennst Du nicht, doch die Worte sind klar, seltsam klar.

Ich liebe Dich, sagen die Worte. Ich liebe Dich, und ich weiß, daß auch Du mich liebst. Ich freue mich auf Dich, auch wenn Du mich nicht gerufen hast und mich nicht hören und sehen kannst.

Ich will Dich spüren, denkst Du plötzlich und berührst Dich selbst, überall, möchtest am liebsten den Mann streicheln, der Dich erschuf, ganz sachte und vorsichtig, als hättest Du ihn noch niemals berührt, doch er ist nicht in Deiner Nähe, in diesem Augenblick. So bist Du allein... nicht ganz, nein, natürlich, Du bist nicht allein, nie mehr, nie mehr...

Du bist ganz Lächeln, Du spürst, wie sich das Lächeln hell in Dir ausbreitet... dann wie ein Sopran, wie Meeresrauschen in der Nacht, eine ferne Möwe, so hörst Du sie ganz langsam kommen, langsam und stetig, und Du läßt sie in Dich eindringen, sich ausbreiten in Dir... die Stimme der Liebe.

3.3 Spielerischer Umgang mit dem Kind im Bauch

Zunächst mag es etwas ungewohnt, ja sogar befremdlich erscheinen, wenn ich Sie im folgenden auffordern möchte, auch mit Ihrem Kind im Bauch zu spielen. Geht das denn überhaupt? Muß man beim Spielen nicht sein Gegenüber sehen und anfassen können? Mit ein wenig Phantasie und mit ein wenig Offenheit kann das Spiel mit dem Ungeborenen sogar sehr viel Spaß machen.

Dazu erzählte mir eine Hebamme aus ihrer eigenen Schwangerschaft: «Ich habe sehr intensiv mit meinem ersten Kind im Bauch gespielt. Die anfängliche Aufforderung kam eindeutig vom Kind. So hatte ich es jedenfalls aufgefaßt. Irgendwann einmal, als er wieder so strampelte und seine Füßchen fast aus meiner Bauchdecke heraussteckte, habe ich den Fuß einfach festgehalten. Daraus hat sich ein richtiges Spielchen entwickelt, an dem sich auch mein Mann begeistert beteiligt hat. Manchmal, wenn Mark auffallend ruhig war, habe ich meinen Bauch etwas gepufft und gesagt: ‹Eh, bist du noch da? Bitte melden!› Und meist sofort kam die Antwort zurück: ‹Peng!› Für mich war immer ganz klar, daß mir meine Kinder antworten. Besonders mein erster war aktiv, aufgeweckt und lustig. Wir hatten schon vor seiner Geburt viel Spaß miteinander. Mein zweites Kind war allerdings etwas ruhiger und hat sich auf die Spielerei nicht so eingelassen. Auch darauf muß man sich einstellen. Es sind halt nicht alle Kinder gleich. Das zweite haben wir dann einfach mehr gestreichelt und massiert. Das tat uns beiden gut.»

Ein spielerischer, betont leichter Umgang mit dem noch ungeborenen Kind ist besonders dann zu empfehlen, wenn wir sonst zu viel mit dem Kopf steuern wollen. Es einfach auf die Situation ankommen lassen und das Kind so zu nehmen, wie es ist, ist eine gute Vorübung auf die Situation nach der Geburt. Eine gewisse Leichtigkeit im Umgang mit dem Kind bewahrt vielleicht auch vor einer zu großen Abhängigkeit vom medizinischen Überprüfungssystem. Wenn eine Mutter ihr Kind schon «kennt» und mit ihm gespielt hat, kann sie Vertrauen zum Kind entwickeln. Dann ist sie nicht mehr so abhängig von der Expertenmeinung und kann in extremen Situationen vielleicht gelassener reagieren. Die folgende Begebenheit, die mir die Hebamme erzählte, die dabei war, ist sicherlich so außergewöhnlich wie von der Persönlichkeit der Gebärenden abhängig. Auch möchte ich hiermit keineswegs ein medizinisches Exempel setzen oder zur Nachahmung anregen, ich möchte nur andeuten, was **möglich** ist, wenn Mutter und Kind aufeinander eingestimmt sind.

«Eine Frau kam mit geplatzter Fruchtblase zu uns ins Krankenhaus, und die Geburt entwickelte sich rasch und komplikationslos. Das Kind lag in Steißlage, aber weder die Mutter noch wir hatten Bedenken gegen eine natürliche Geburt. Bei einer Preßwehe kam allerdings auf einmal ein Füßchen heraus. Auch die Mutter wußte, daß diese Geburtsstellung nicht optimal war. Ehe ich noch etwas unternehmen konnte, hatte die Frau schon den Fuß ihres Kindes ergriffen und steckte ihn kurzerhand wieder zurück mit den Worten: ‹So, das machst du noch mal richtig. Das kannst du besser, das weiß ich.› Und so war es auch. Das Kind kam dann ganz ‹brav› mit dem Po zuerst.»

3.4 Musik verbindet Körper, Geist und Seele

Die Effekte von Musik auf das Ungeborene, aber auch auf Früh- und Neugeborene können gar nicht hoch genug eingeschätzt werden. Auf vielen Frühgeborenen-Intensivstationen wird inzwischen Musik eingesetzt, um die kleinen Menschlein zu entspannen. Aber nicht nur das. Es zeigte sich, daß Musik auch Einflüsse auf das Gedeihen der Kinder hatte. Sie nahmen schneller zu, und sie hatten während ihrer «Musikstunden» weniger Atemaussetzer und regelmäßigere Herztöne. Dr. med. Marina Marcovich war eine der ersten Ärztinnen in Europa, die Musik bewußt therapeutisch in der Frühgeborenenpflege einsetzte:

«Wir hatten an den Inkubatoren kleine Tonbandgeräte (‹Walkman›) installiert und spielten den Kindern über kleine Lautsprecher Kassetten vor. Wir besaßen eine Kassette von Ruth Ryce (jener Amerikanerin, die die sogenannte RISS-Methode – Ryce Infant Stimulating System – entwickelt hat); auf dieser Kassette waren intrauterine Geräusche wie z. B. der mütterliche Herzschlag oder das ‹Summen› des Fruchtwassers zu hören, daneben auch bestimmte Musikstücke. (...) Musik hat eine entspannende, beruhigende oder auch stimulierende Wirkung; wir versuchten das bei den Kindern durch Auswahl der entsprechenden Musik zu nutzen. Unruhige kleine Mäuse, die im Inkubator herumwetzten, bekamen Mozart oder einen langsamen English-Waltz zur Beruhigung vorgespielt, Faule, die laufend Atempausen einlegten, wurden mit einem flotten Rock 'n' Roll angetrieben. Manchmal ging plötzlich ein Alarm am Herzmonitor! Was war geschehen? Die hineilende Schwester fand, daß die Kassette zu Ende war. Sie wurde gewendet, neu gestartet, und schon war alles beim Kind wieder stabil. Ein besonders cleverer kleiner Bursche alarmierte uns immer schon, kurz bevor die Kassette zu Ende war, der kannte sein Programm offenbar auswendig.»[25]

Wohlgemerkt, hier ist die Rede von frühgeborenen Kindern. Sie haben den schützenden Körper der Mutter Wochen, ja sogar Monate zu früh verlassen. Teilweise schon im sechsten Schwangerschaftsmonat. Im «Normalzustand» wären sie noch immer im Bauch der Mutter, jetzt müssen sie ohne Mutter auskommen. Von diesen kleinen Überlebenskünstlern können wir allerdings viel über die Fähigkeiten Ungeborener lernen. Denn warum sollte ein Kind, das noch bei der Mutter ist, weniger «können» als ein Kind, das den Weg nach draußen schon angetreten hat? Es könnte also daraus geschlossen werden, daß Musik auf Ungeborene einen ähnlichen Einfluß hat, wie wir ihn bei Frühgeborenen deutlich beobachten können.

Berichte von Müttern, die bemerkten, daß ihre unruhigen, quengligen Babys besonders gut zu beruhigen waren, wenn ihnen Musikstücke vorgespielt wurden, die sie aus der Zeit vor der Geburt «kannten», weisen in dieselbe Richtung. Ein anekdotischer Fall von Musikwiedererkennung ist von dem amerikanischen Kinderprimärtherapeuten Dr. William R. Emerson überliefert. Ludwig Janus beschreibt den Fall: «Während der Schwangerschaft hörte die Mutter öfters eine Schallplatte mit den ‹Gesängen› von Walen, die eine sehr charakteristische Melodik hatten. Die Schallplatte wurde nach der Geburt nicht mehr gespielt. Als das Kind einmal im Alter von zwei Jahren mit dem überlangen Telefonieren des Vaters unzufrieden war, begann es, um Aufmerksamkeit zu erregen, plötzlich die Melodien dieser ‹Gesänge› der Wale zu reproduzieren. Man kann sich das Erstaunen und die Erschütterung des Vaters lebhaft vorstellen.»[26]

stell Dir das Lächeln vor, das gewünschte, erträumte, das dann doch ganz anders aussieht, als Du es Dir jemals denken konntest ... überraschend anders und ohne Vorbereitung...

das erste lächeln

Dein erstes lächeln
ist
wie gänseblümchen
über wiesen verstreut
im gras
ist wie grünende frühe
am see
Dein erstes lächeln
ist wie frühling
über den tag geschmiegt
dies erste Lächeln
spiegelt die gärten im april
dies lächeln
echo, Du, auf die Melodie einer mainacht
und die meere des vollmonds
dahinter
die funken in Deinen und meinen augen
und das knistern der hände
dazwischen nur
dies erste lächeln
das uns kost
wie die berührung einer fremden feder.

Das Ungeborene nimmt Musik nicht nur über das Ohr wahr, sondern es ist auch (aufgrund seines frühzeitig ausgebildeten Gleichgewichtsorgans) fähig, alle Bewegungen und Lageveränderungen im Zusammenhang mit Schallerlebnissen wahrzunehmen. Es registriert deshalb das Atmen, Sprechen, Singen und Laufen seiner Mutter nicht nur akustisch, sondern auch gleichzeitig über die damit verbundenen Bewegungen. Auf diese Weise werden Wahrnehmungsmuster ausgebildet, die gleichzeitig über zwei Sinnesmodalitäten kodiert sind. Der Musiktherapeut Dr. Martin Gellrich vom Institut für Musikalische Früherziehung in Berlin ist deshalb davon überzeugt, daß Musik, die das Ohr und das Gleichgewichtsorgan stimuliert, nachhaltiger auf die Musikalitätsentwicklung wirkt als Musik, die nur gehört wird: «Ein bloßes Musikhören seitens der Mutter, bei dem ihr Körper nicht mitreagiert, oder ein unbewußtes Aufnehmen von Hintergrundmusik hat sicherlich keine so bedeutende Auswirkung auf die musikalische Prägung des Fötus. Dagegen wird sein Musikalitätsempfinden um so mehr sensibilisiert, je mehr und ausdrucksvoller die Mutter während der Schwangerschaft singt, je prägnanter und melodiöser sie spricht, je rhythmischer und ‹musikalischer› sie läuft und sich bewegt, je mehr sie unter aktiver Beteiligung von Körperbewegungen Musik hört, je mehr sie tanzt und je mehr und ausdrucksvoller sie ein Musikinstrument spielt.»[27]

Live-Musik – besonders wenn die Mutter selbst ein Instrument spielt – hat aus diesem Grund den größten Einfluß auf das Ungeborene. Es spielt aber auch eine Rolle, welche Musikinstrumente die Mutter spielt. Nach Gellrich wirken Instrumente wie Geige, Gitarre und Cello besonders stark auf das Gleichgewichtsorgan des Ungeborenen, da sie mit direktem Körperkontakt gespielt werden und die Resonanz somit unmittelbar entweder direkt in den Bauch oder durch einen Knochen (das Schlüssel- oder Brustbein) übertragen wird. Demgegenüber hat das Spielen von Blasinstrumenten den Effekt, daß das Ungeborene hautnah die Spannung miterlebt, die beim Einatmen, beim Singen oder Blasen entsteht. Beim Einatmen wird der Raum im Unterleib enger, beim Ausatmen erhält das Kind wieder mehr Raum.

Es kann während der Schwangerschaft nur empfohlen werden, viel zu singen. Wer sonst wenig singt, muß vielleicht erst eine kleine Hemmschwelle überwinden. Erste Stimmübungen unter der Dusche oder in der Badewanne – den klassischen Orten der Hobbymusik – lassen verrostete Stimmen wieder hell und rein erklingen. Lassen Sie sich anstecken von munterer Radiomusik. Singen Sie Ihre Lieblingslieder mit, es hebt auch Ihre Stimmung. Auch das Singen gemeinsam mit dem Partner ist eine schöne Möglichkeit, dem Kind zu signalisieren: «Wir freuen uns auf dich.» Wem das alles zu altbacken klingt, kann es auch mit einem modernen Chorensemble versuchen. Es gibt inzwischen für jeden Musikgeschmack den passenden Chor. Und gerade das Singen in der Gemeinschaft erfüllt die unterschiedlichsten Bedürfnisse. Der berühmte französische Geburtshelfer Michel Odent pflegte in die Geburtsvorbereitung auch das gemeinsame Singen in der Klinik einzubeziehen. Er war sich sicher, daß sich Frauen an einem Ort, den sie durch gemeinsames Singen kennengelernt haben, wohler fühlen und demnach auch einfacher gebären. Sein Plädoyer fürs Singen klingt sehr einleuchtend: «Singen kann als Atemübung angesehen werden, es kann aber auch – in einem anderen Zusammenhang – als grundlegendes menschliches Bedürfnis betrachtet werden, das in unserem Zeitalter der beruflichen Sänger, der Medien und der verfeinerten Tonbandaufzeichnungsmethoden nur noch schwer zu erfüllen ist. Man kann das Singen auch aus dem Blickwinkel des Fötus sehen, dessen frühreifer Vibrationssinn nach Stimulation verlangt. Um nicht zu vergessen, wie beliebt das Singen in Gruppen ist, brauchen wir uns nur einmal daran erinnern, daß der Mensch ein Herdentier ist und daß die sozialen Bedürfnisse schwangerer Frauen und junger Mütter in unserer Gesellschaft immer zum falschen Zeitpunkt befriedigt werden.»[28]

Musik spricht Körper–Seele–Geist immer als Einheit an. Die Bauelemente der Musik, also Dynamik, Rhythmus, Melodie,

Klang und Form, haben auf das Ungeborene eine prägende Wirkung, darüber sind sich Wissenschaftler der unterschiedlichsten Fachrichtungen inzwischen einig. Auch Musiktherapeuten berufen sich auf diesen Zusammenhang, wenn es darum geht, die heilende Wirkung von Musik zu erklären. Das Ungeborene hört den Herzschlag der Mutter circa 26millionenmal und erlebt diesen Rhythmus als sichernd und beschützend, wie Prof. Hans-Helmut Decker-Voigt ausführt: «Ein Leben lang wird er (der Herzrhythmus, Anm. d. Autorin) uns als einer der bedeutendsten Bestandteile der Musik anziehen, weil er für eine buchstäblich ursprüngliche Sicherheit und verläßliche Wiederkehr steht... Unsere ersten Lautgeräusche und Lallgesänge, diese frühen Verständigungsversuche, nutzen die Bauelemente der Musik... Aus der Summe dieser Eindrücke und Interaktionen entsteht etwas, das die Zeit der ersten ‹Musik der Außenwelt› genannt werden kann, nach der langen Zeit der Musik der Innenwelt im Mutterleib. Unsere frühesten sozialen Erfahrungen gehen also Hand in Hand mit Musik, werden durch diese erst ermöglicht. ‹Hand in Hand› meint hier: Berührung. Unsere frühe Erdenzeit außerhalb des Uterus vor dem Spracherwerb ist ein Leben lang an die tiefsten Erinnerungen an Berührung und Klang gekoppelt. Von daher werden wir auch ein Leben lang an die Frühprägungen unseres Daseins erinnert, wenn wir entsprechende Klänge hören und sie wirklich ‹an uns heranlassen›.»[29]

Die Schweizer Musiktherapeutin Monika Renz erlebt in ihrer Arbeit immer wieder die engen Zusammenhänge von Musik und pränatalem Dasein. Musik ist für sie ein Medium, das zwischen dem körperlich-sinnlichen Dasein im Hier und Jetzt und einer Wahrnehmungsweise ganz anderer Art vermittelt: «Sie kann in Trance versetzen, wenn auch nicht so zwingend wie Medikamente oder Drogen. Viele native Völker wissen um diese Eigenschaft der Musik, weshalb Musik in ihren Heilungsritualen eine entscheidende – und auffallenderweise in verschiedenen Religionen und Kontinenten ähnliche – Bedeutung einnimmt. Sie führt Kranke und Heiler in einen anderen Bewußtseinszustand hinein und später wieder ins Alltagsbewußtsein zurück. Dazwischen geschieht, ohne Musik, das Unfaßbare. Bringt man diese beiden archaischen Bedeutungen der Musik – Muttersprache und Medium an der Grenze – zusammen, so drängt sich die Vermutung auf, daß sich das Kind im Mutterleib auch in einer Art Grenzzustand befindet. Erleben Ungeborene und Säuglinge – außerhalb dessen, was bis heute wissenschaftlich erforschbar ist – so etwas wie einen Übergang von einem anderen Bewußtseinszustand ins Hier und Jetzt? Erfahrungen aus der Musiktherapie legen diese Annahme nahe.»[30]

Mit Musik können sich Mutter und Kind näherkommen. Bewußt und unbewußt näherkommen. Mit Musik hat die Mutter eventuell auch die Möglichkeit, sich an ihre eigene Zeit vor der Geburt zu erinnern und so der Lebenswelt ihres Kindes näher zu kommen. Dies ist insbesondere möglich durch eine neue Methode, in der die Mutter in stark salzhaltigem Wasser auf dem Rücken ausgestreckt schwebt, mit den Ohren unter Wasser, und spezielle «Unterwassermusik» hört. Musik unter Wasser gehört wird völlig anders erlebt als «auf dem Trockenen». Es ist, als sei man unmittelbar davon erfaßt, als sei die Musik mitten in einem. Dr. Gesine Huth, die seit Jahren dieses Phänomen erforscht, erklärt, weshalb das so ist:

«Dieses Erleben hat zu tun mit der anderen Art der Schallübertragung auf das Innenohr. Die Schallwellen, die im Wasser vier Mal schneller zu unserem Körper gelangen, versetzen unsere Knochen – insbesondere die Knochen des Schädels – in Schwingungen, und diese übertragen sich dann direkt auf die Gehörknöchelchen ohne den Umweg über unser Trommelfell. Bei dieser Art des Hörens unter Wasser können wir nicht orten, woher die Klänge genau kommen. Wir können also auch nicht Stereo hören. Durch diese Schallübertragung mittels Knochenleitung erleben wir die Klänge anders – eben wie damals zu Beginn unseres Menschwerdens, als wir im Leib unserer Mutter erste Hörerfahrungen machten.»[31]

La-Li-Lu – Geschichte eines Abendliedes

Es beginnt mit einem Lied.

Das Du, der Schlaf, die Liebe.

Unsere Geschichte ist die Geschichte eines Abendliedes.

Es heißt La-Li-Lu, weil es keine anderen Worte hat und auch keine anderen Worte braucht.

Du hast es täglich gehört; und verstanden hast Du es, obwohl es manchmal keinen Sinn gibt.

Du hast verstanden, daß das ganze Leben ein einziges Singen ist.

Wenn ich keine Nerven mehr habe, dann singe ich, wenn ich ausgelassen bin, singe ich, und wenn ich die Augen schließe, singe ich noch immer.

Für Dich.

La-Li-Lu... ich kannte kein anderes Abendlied, und der Abend ist mir wichtig. Die Minuten, bevor die Dunkelheit kommt, ist La-Li-Lu in der Luft, klingt zum Fenster hinaus – und wieder herein...

La-Li-Lu ist, wenn Dein kleiner Blick in mir ruht, wenn ich die Augen wiedererkenne in meinem Arm, ganz dicht an mich gepreßt, diesmal außerhalb meines Körpers. Nur langsam, ganz langsam lasse ich Dich los... wenn auch nur, um Dich in die Ersatzhaut des Bettchens zu legen.

Die Melodie kommt wie von selbst.

Wenn Du aufschreist, ist sie da.

Sie kommt aus meinem Leib und dringt in den Deinen vor Angst zitternden...

Sie ist da, weil Du sie kennst, von jeher.

Auch im Fieber.

Du hörst sie auch durch die Träume hindurch.

Ich summe es in der Dusche.

Du bist inzwischen schwer auf meinem Schoß; und groß.

Du hältst einen kleinen blauen Bären in Deinem Arm.

Wir schaukeln gemeinsam in die Nacht.

Draußen Mond und Sterne.

Ich möchte die Stimme erheben, ganz leise.

In diesem Augenblick höre ich es:
La-Li-Lu.
Ganz sachte, aber deutlich.
Du singst selbst.
Zum erstenmal selbst.
Ich verstumme und höre Dir zu.
Ein paar Tränen kommen, unbemerkt von Dir. Gerade ist etwas zu Ende gegangen.
Nebenan schreit Deine kleine Schwester.
Ich bekomme Aufschub; einmal noch darf ich La-Li-Lu singen.
Du bist inzwischen eingeschlafen.

3.5 Im Element Wasser: der Gefühlswelt und dem Baby ganz nahe

«Im Wasser läßt man die Hüllen fallen. Im wahrsten Sinne des Wortes. Wer mit ‹Make-up› ins Wasser geht, kommt ohne wieder heraus. Wasser wäscht sanft, aber beständig die Fassade ab, die wir uns – häufig in jahrelanger Arbeit – an Land zugelegt haben. An Land können wir unsere Emotionen besser verstekken, das ist im Wasser kaum möglich, Wasser macht ehrlich. Wasser und Emotionen gehören zusammen.» Das sagt die Körperpsychotherapeutin (Hp) Sabine Daewoed Neumann, die seit drei Jahren in ihrem Institut Aqua natale Geburtsvorbereitungskurse im Wasser und Fortbildungen für Hebammen und Ärzte anbietet. Musik, Wasser und Körperarbeit in der Synthese bieten eine gelungene Voraussetzung, um mit Gefühlen und Intuition in Kontakt zu kommen. Gerade in der Schwangerschaft erleichtert das Medium Wasser den emotionalen Zugang zum Kind. Von warmem Wasser (zwischen 33 und 35 Grad Celsius) umgeben, der Schwerkraft fast enthoben, schwebt die Mutter im selben Element wie das Kind in ihrem Bauch.

Dr. Gesine Huth hat in ihrer dritten Schwangerschaft Erfahrungen im Wasser mit Liquid Sound (eine Methode, bei der Musik unter Wasser gehört wird und damit an die intrauterine Hörwelt erinnert) gemacht, die sie nicht missen möchte: «Jedesmal, wenn ich mit meinem immer dicker werdenden Bauch ins Wasser gestiegen bin, habe ich die Abwesenheit der Schwerkraft und damit die Befreiung von allem, was eine Schwangerschaft in fortgeschrittenem Stadium manchmal beschwerlich macht, sehr genossen. Ich konnte dann ganz allein sein, mit dem kleinen wachsenden Menschlein in meinem Inneren, ungestört von allen Äußerlichkeiten. Ich hatte das Gefühl, daß ich viel näher bei dem kleinen Wesen war und daß ich mich leicht auf seinen sich entwickelnden Geist einstellen konnte. Es war, als schwebten wir beide im Element der Vorzeit, in dem auch mein Leben einmal begonnen hat, ja in dem letztlich alles Leben auf dieser Erde einmal begann. Der Embryo in meinem Bauch bewegte sich, während ich im Wasser schwebte und zunehmend meinen Körper vergaß. Wir waren nur noch zwei Wesen, eng verbunden durch die pulsierende Nabelschnur, die ich im Wasser weniger auf der materiellen als auf der geistig-gefühlsmäßigen Ebene erlebte. Oft lag ich im Wasser und fragte mich, wie es wohl für den kleinen Mann wäre, wenn eben auch die Klänge noch durchs Wasser auf meinen Bauch, meinen ganzen Körper auf sein Fruchtwasser einwirkten. Während sich seine kleinen Ohren entwickelten, nahm er ja Klänge und Geräusche ohnehin durchs Wasser, nämlich sein Fruchtwasser, wahr und hörte also wie ich auch, wenn ich im Liquid Sound liege, nämlich über Knochenleitung. Vielleicht werde ich ihn später einmal fragen können, und vielleicht wird er sich irgendwie erinnern an diese vermutlich sehr glücklichen Momente seines frischen Lebens. Wenn wir so mit Musik im Liquid Sound lagen, habe ich immer das Gefühl gehabt, daß es bei meinem Sohn Phasen gab, in denen er ganz besonders andächtig zuhörte. Machte die Musik eine Pause, bewegte er sich im Bauch, wie ein Zuhörer eines Konzertes in der Pause zwischen zwei Sätzen. Geschlafen hat er selten, wenn wir im Wasser waren, zumindest war das mein Eindruck. Bestimmt fand er diese Zeiten viel zu aufregend, als daß er sie verschlafen wollte...»[32]

Im Wasser passiert es auch sehr häufig, daß sich Schwangere (und ihre Partner) spontan und ohne vorhergehende Intention an ihre eigene Schwangerschaft – im Bauch ihrer Mutter – zurückerinnern. Diese Erinnerung kann voller Wonnen sein und kann die Identifikation mit dem Kind im Bauch immens erleichtern. Die Mutter fühlt die Weichheit und Nachgiebigkeit des Wassers, sie kann in ihren Bewegungen ein wenig die Freiheit des Ungeborenen nachempfinden. Die Frage: «Wie geht es meinem Kind?» kann sie sich danach sehr viel leichter beantworten. Es gibt aber auch Situationen, in denen nicht so angenehme Gefühle und Erinnerungen hochgeschwemmt werden. Da in den meisten Fälle die Schwangeren gemeinsam mit ihrem Partner im Wasser sind, haben sie sofort jemanden zur Seite, der ihnen in dieser Situation beistehen kann. Wenn das Paar damit allerdings nicht klarkommt oder wenn die Verletzungen größer sind, schaltet sich Sabine Neumann in ihren Geburtsvorbereitungskursen mit ein: «Was dann häufig fehlt, ist eine weibliche, ja mütterliche Person. Nicht immer bedarf es vieler Worte, sondern viele Dinge können im Wasser auf einer Symbolebene verstanden und geheilt werden. Die Ängste und Konflikte, die in dieser Situation hochkommen können, sind natürlich auch auf dem Land vorhanden, können dort aber besser versteckt werden. Oft ist es auch die Auseinandersetzung mit der eigenen Mutterbeziehung und dem Aspekt des ‹Muttersein - Tochtersein› allgemein, die im weiblichen Element Wasser nochmals ganz aktuell wird. In Grenzsituationen, wie beispielsweise während der Geburt, kann es geschehen, daß diese alten, oft unbewußten Ängste (die mit pränatalen oder perinatalen Ereignissen in Zusammenhang stehen können) wieder an die Oberfläche kommen und den Geburtsvorgang belasten. Deshalb ist es günstig, wenn diese Ängste und Blockaden sich schon vorher zeigen und im Wasser gelöst oder gemildert werden können.» Ein weiterer Hinweis auf eine in irgendeiner Weise belastete (eigene) Geburtserfahrung ist die Unfähigkeit zu tauchen («abzutauchen», wie es in Fachkreisen heißt). In spielerischen Tauchübungen, z.B. durch einen

Tunnel von gespreizten Beinen durchzutauchen, kommt die Assoziation zum Geburtskanal von ganz allein, sie muß gar nicht erst angesprochen werden. So tauchte einmal ein Vater (Väter machen diese Übung auch mit) an den Beinen vorbei, nicht hindurch. Hinterher sagte er, daß er per Kaiserschnitt zur Welt gekommen sei und es ihm innerlich einfach unmöglich gewesen sei, «durch den Geburtskanal» zu tauchen, da er damit keine Erfahrung hätte. Diese Hemmschwelle des Abtauchens macht sich bei Frauen während der Geburt ihres Kindes auch bemerkbar. Es ist allerdings ein Faktor, der im «Normalfall» in der Klinik nicht erkannt oder nicht richtig eingeschätzt wird. Leider enden viele dieser Fälle mit der Diagnose «verzögerte Geburt» oder «Geburtsstillstand» (eine der häufigsten Indikationen zum Notkaiserschnitt, die sich medizinisch oft nicht weiter erklären lassen). Im Wasser bietet sich der Frau die Möglichkeit, «ihre eigene Geburtsspirale zu vollenden», wie es Sabine Neumann nennt. Durch gezielte Dreh-und-Wende-Übungen kann die Mutter diese Erfahrung nachholen. Das Schöne dabei ist: Das Kind wird dabei gleichzeitig auf die Geburt vorbereitet und «übt» die im Geburtskanal notwendige Drehung mit.

Die Notwendigkeit, prä- oder perinatal erfahrene Störungen zu heilen und zu lösen, ist im Hinblick auf die steigenden geburtshilflichen Eingriffe, bei denen immer weniger Frauen den Geburtsvorgang tatsächlich aktiv (dem Kind helfend) steuern können, sehr akut. Warmes Wasser kann hier reinigend, schützend und heilend wirken. Nicht umsonst finden wir in fast allen Religionen bestimmte Rituale mit (oder im) Wasser, die der Purifizierung oder aber als Initiation zur Aufnahme in eine Gemeinschaft dienen. Die Taufe ist dafür nur ein Beispiel – wenn auch das bekannteste – von vielen anderen.

Lassen wir uns tragen im Wasser, haben auch wir «verkopften», rational denkenden Menschen eine Chance, an unsere verborgenen Instinktebenen wieder heranzukommen. Dies ist ebenso durch andere Zugänge möglich, siehe dazu den Beitrag im Kapitel 3.6 Haptonomie.

Diese Heilung der eigenen Geburtserfahrung ist allerdings nicht nur für Schwangere sinnvoll, es ist geradezu notwendig für all diejenigen, die in der Geburtshilfe tätig sind. Die Soziologin und Autorin Marianne Krüll ist überzeugt davon, daß eine Klärung der eigenen Geburtserfahrung für Geburtshilfepersonal zur Ausbildung gehören müßte. So schreibt sie in der Zeitschrift «ab 40»:

«Ich meine, man müßte allen GeburtshelferInnen vorschreiben, im Verlauf ihrer Ausbildung eine Rückführung in ihre eigene pränatale Zeit und ihre Geburt zu machen. Gerade weil sie unter einer Geburt ihre eigene Geburt als Körpererfahrung wiedererleben, also körperlich miterleben, was Mutter und Kind unter ihren Händen erfahren, ist ein Wissen um ihre eigene Geburt für GeburtshelferInnen extrem bedeutsam. Wenn das eigene Geburtserlebnis – insbesondere wenn es traumatisch war – in der Verdrängung bleiben muß, ist dies zum Schaden für Mutter und Kind. Das trifft in besonderer Weise die männlichen Geburtshelfer, die es noch schwerer haben, weil sie eine Geburt mit dem Körper eines Mannes, der nicht selbst gebären kann, miterleben. Sie müssen sehr viel intensivere Anstrengungen machen, um sich in den Bauch ihrer Mutter zurückversetzen zu können – denn darum geht es ja bei einer Geburtsregression.»[33]

Schließlich – die Geburt

Die Geburt ist Reinigung.
Läutert.
Nicht das Geborene, nein, die Gebärende.
Blut fließt in Strömen.
Durch meine Lider, die im Traum verschlossenen, dringt Vogelgesang, das Rascheln des Schilfes und Licht, mehr Licht als sonst, rot erst, durch Haut getrennt, weiß wie später Schnee, schmelzend auch, Feuer schließlich blau und oben, nur noch der Fall eines Leibes durch mich hindurch.
Es ist, als hätte ich das Blau des Himmels eingeatmet.
Als wäre ich jahrelang barfuß durch den Sand gelaufen.
Es fließt.
In mir hat sich das ganze Leben abgespielt.
Empfangen.
Wachsen.
Strömen.
Voll.
Ist dann hinausgetreten.
Hat mich zurückgelassen.
Als klares, durchsichtiges Gefäß.
Ausgeleert.
Vom Regen reingewaschen. Der Fluß hat alles fortgetragen... alle Schlacke, alles Graue, Stockende, alles, was verbirgt und verschließt...
Offen nun.
Das Licht tritt ein.
Rosefarben, glühend, brennt es die dunklen Stellen aus.
Nichts gerinnt mehr auf meinem Haar, meiner Haut und drinnen, vor allem tief drinnen ist ein Weg, ein unendlicher, ins Weite, in eine Weite, die ich jetzt nicht fürchte...
Ich bin rein, selbst geboren durch die Geburt.
Du bist durch mich hindurch gegangen.

Im Wasser begegnen sich auch die Paare auf einer ganz neuen Beziehungsebene, und sie haben die Möglichkeit, sich über die anstehende Neudefinition der Beziehung – von Paar zu Elternpaar – klarzuwerden. Diese Transformation ist eine tiefgreifende Veränderung im gegenseitigen Verhältnis. Deshalb stellt Sabine Neumann die Paarbeziehung ganz bewußt mit in den Vordergrund: «Väter übernehmen ab jetzt nicht nur im Wasser eine ‹tragende› Rolle, indem sie ganz konkret ihre Partnerin im Wasser halten und unterstützen, sondern dies trifft auf den gesamten Verlauf der Schwangerschaft zu. Der Vater hat die Aufgabe, seine Frau und das gemeinsame Kind zu schützen und zu tragen. Das beeinhaltet eine große Verantwortung, und diese Aufgabe wird im Wasser, durch die geschärfte intuitive Wahrnehmung auch der Symbolik, ganz deutlich gespürt. Vor diesem Wissen, das manche Väter im Alltag durchaus auch mal meiden, können sie im Wasser nicht fortlaufen. Das kann bestehende Konflikte hochschwemmen, aber oftmals erst im Wasser wird die Notwendigkeit erkannt, sich damit auch wirklich auseinanderzusetzen.» Väter spielen in der Tat eine große Rolle, wie eine Frau ihre Schwangerschaft erlebt. Fühlen sie die uneingeschränkte Unterstützung durch den Partner, können sie auch selbst viel glücklicher und entspannter mit der Situation umgehen. Weiß hingegen eine Schwangere, daß ihr Partner – der Vater des Kindes – sich gegen seine neue Aufgabe (was vom Wort her schon etwas mit aufgeben – Bekanntes aufgeben, um Neues erleben zu können – zu tun hat) sträubt und diese nur notgedrungen mitträgt (oder auch nur erträgt oder im Extremfall sogar ablehnt), wundert es wenig, wenn die werdende Mutter sich unwohl fühlt (das kann sich durchaus auch in körperlichen Symptomen niederschlagen), sich Sorgen um die Zukunft macht und ihre Vorfreude gering ist. In diesem Fall kann die Kommunikation mit dem Kind schwieriger sein. Diese Konfliktsituation, die häufig unausgesprochen vor sich «hinschwelt» und so eine Beziehung und eine Schwangerschaft «vergiften» kann, wird im Wasser überdeutlich. Die Erkenntnis der Situation gibt aber allen Beteiligten die Möglichkeit, sich aktiv damit auseinanderzusetzen und notwendige Veränderungen im Verhalten einzuleiten.

Ein sehr befreiendes Erlebnis kann das Singen im Wasser sein, das Sabine Neumann bewußt mit einsetzt. Im Wasser wird die Stimme der Mutter für das Kind erfahrbarer, ja spürbarer. Singen verbindet, umhüllt sanft und kraftvoll. Partnerin und Partner, die ganze Gruppe empfinden diese gemeinsame Form der Nähe als äußerst angenehm und bereichernd.

Die Stimme klingt im Wasser viel kräftiger. Was vielleicht mit ein Grund dafür ist, daß Singen unter der Dusche oder in der Badewanne so beliebt ist. Das Wasser verstärkt die Resonanz. Wenn wir selbst Töne im Wasser machen, dann vibriert der gesamte Körper mit, und man hat das Gefühl, daß die Musik im Innern ist und aus dem Innern kommt. Wir können also innerste Gefühle in Töne umsetzen. Aber auch schon das Singen einzelner Töne bleibt nicht ohne Wirkung. Durch das Singen der fünf Vokale a, e, i, o, u (die symbolisch auch als Repräsentanten der fünf Elemente der östlichen Heiltradition verstanden werden können), können wir uns harmonisieren und eine innere Balance anstreben. Schon Frédérick Leboyer betonte die Wichtigkeit des Singens für die Schwangere auch unter der Geburt. Atmen und Singen ist für Leboyer eins. Durch das Singen wird gelernt, sich den Atem einzuteilen, das heißt, sich eine Struktur zu schaffen, an die sich die Frau während der Geburt halten kann. Gleichzeitig hat sie aber einen Rahmen, der individuell abgeändert und der jeweiligen Situation angepaßt werden kann. Es macht demnach viel Sinn, während der Wehen zu singen. Jede Phase der Geburt korrespondiert mit einem bestimmten Vokal. Das A beispielsweise kann in der Eröffnungsphase hilfreich sein. Es öffnet, gibt Raum, macht Platz, läßt zu. Das U unterstützt das Fließenlassen und ist in der Endphase der Geburt angebracht. Diese kurze Ausführung kann nur anreißen, was im Detail noch viele einmalige Möglichkeiten bietet. Gemeinsam mit einer Geburtsvorbereiterin oder einer Hebamme, die sich in diesem Gebiet weitergebildet hat, können Schwangerschaft und Geburt dazu beitragen, einen Schritt zu größeren Bewußtseinsinhalten zu machen.

All die positiven Auswirkungen, die das Wasser auf Schwangere hat, sind natürlich von der Geburt bekannt. Die Wassergeburt bekommt auch in Deutschland immer mehr Freunde, und nach und nach entscheiden sich immer mehr Krankenhäuser dazu. Michel Odent betont die Anziehungskraft, die Wasser auf schwangere und gebärende Frauen hat. Allein der Anblick fließenden Wassers oder das Geräusch von Wasser können entspannend wirken und zum Wohlergehen beitragen.

Das Seepferd

Protokoll einer Wassergeburt

11. September
Es sind noch 4 Wochen, die Du in mir wohnen darfst, kleines Seepferdchen.
4 Wochen schwimmen.
Wir beschauen den Ort der Tat:
Die Klinik. Irgendwo auf den Fluren entdecke ich einen rosanen Raum, in den ich immer wieder zurückkehre:
Er ist leicht abgedunkelt, in seiner Mitte steht eine ovale Wanne; gleich einer riesigen geöffneten Muschel, in welche Wasser gefüllt wird, wenn es soweit ist.
Ich denke:
Das ist es.
2. Oktober, abends
Ein schlichtes städtisches Schwimmbad. Ich bin fast allein im Schwimmbecken, allein mit Dir, Seepferdchen. Mir ist schlecht wie seit Wochen nicht mehr.
Noch einmal suche ich das Wasser auf.
Ich spüre, alles ist gut, auch wenn Du hier im Wasser zur Welt kommen solltest.
3. Oktober, kurz nach Mitternacht
Aufnahme in der Klinik.
Wir machen das diesmal anders. Der diensthabende Arzt lächelt zuversichtlich.
Die Wehen auf dem Flur sind unerträglich. Nichts geht mehr, plötzlich. Wieder versagt mir der Atem, ich fühle, Luft ist zuwenig. Wir ringen nach etwas anderem, mein Seepferdchen und ich.
1 Uhr nachts.
Sofort in die Wanne. Das ist das einzig Richtige. Gedankenübertragung, oder hat der freundliche Arzt in meinem Gesicht gelesen, in den Augen, die flehen: **Gebt mich ins Wasser zurück, ich will dahin, woher ich gekommen bin.**

1.15

Ich gleite hinab mit Dir in das rosane Becken. Es ist wie ein Wiedererkennen. Wir treiben wie in einer einzigen riesigen Seifenblase; vertraut, erlösend. Ich schlingere, hocke, lasse los ... keine Kraft ist Kraft. Die erzwungene Passivität macht uns beide stark.

Am Rand des Beckens wie ein Wächter; Dein Vater. Später hat er mir gesagt, daß er mich in diesem Augenblick wunderschön fand und sogar ein heimliches Begehren verspürte.

1.30

Schmerz und Wasser dringen durch alle Poren. Ich fühle mich wie ein leidender Fisch, schillernd, blutend und doch irgendwie unverletzt.

Raus aus dem Wasser?

Niemals! Ich denke nicht daran. Ich will hier bleiben, im fließenden, in meinem, in unserem Element.

Mein Wille ist zurückgekehrt. Du bist bald da, Seepferdchen.

2 Uhr.

Du hast keine Schwimmhäute und keine Flossen.

Ich höre Dich nicht. Kein Schrei. Du tauchst auf wie eine Erscheinung. Ich drücke Dich an mich, wir treiben weiter, und erst allmählich kommt leises Wimmern.

Es ist dämmrig, und ich denke nicht an Schmutz und Blut in diesem Wasser, in dem wir noch immer liegen. Es spielt keine Rolle jetzt.

Ich weiß nicht, wie lange ich in der Wanne geblieben bin. Du wurdest abgenabelt, die Nachgeburt kam. Du wurdest fortgetragen, vorläufig.

Es war, als könnte ich mich nicht trennen ...

Jetzt ist die Hebamme da.

Ich frage, ob ich kurz duschen kann. Noch einmal Wasser.

Ich spüre:

Ich bin nicht verwundet.

Ich bin – unversehrt.

Wasser ist – das sollten wir nicht vergessen – ein zutiefst weibliches Element. Kein Wunder, wenn sich Frauen gerade bei der Geburt, einem zutiefst weiblichen Geschehen, im Wasser wie in «ihrem Element» fühlen. Dies, so Odent, ist um so bedeutender in einer Klinikumgebung, die durch technische Vorrichtungen einen sehr maskulinen Eindruck macht. Im Wasser werden verstärkt Hormone freigesetzt, die unsere Instikte fördern und das rationale Denken, das bei der Geburt hinderlich ist, vermindern. Alle Einflüsse, die unser intellektuelles Vermögen anregen und unsere «neueren» Gehirnstrukturen, die Neokortex, in Gang setzen, sollten bei einer Geburt vermieden werden. Unser altes «Säugergehirn» mit seinem instinktiven Verhalten wird am besten in einer Geburtsumgebung angeregt und wiederbelebt, die dunkel, gemütlich und entspannend ist. Warmes Wasser erfüllt diese Erfordernisse aufs beste. Es hat noch einen weiteren, wichtigen Vorteil. Es bildet eine Art Schutzraum, eine Privatsphäre für die Gebärende, die erheblich mit dazu beiträgt, daß sie sich ihren Instinkten hingeben kann.

Wenn wir uns hingegen unsere Kreißsäle anschauen, so ist trotz vielfältiger Bemühungen, sie gemütlicher und heimeliger zu machen, die Technik trotz allem nie zu übersehen. Allein die Situation, in der eine Frau permanent an einen Wehenschreiber angeschlossen bleibt und ihr innerster Rhythmus von einem Gerät überprüft wird, immer gemessen an irgendwelchen «Normalkurven», macht deutlich, wie wenig die Gebärende eine Chance hat, sich im Vertrauen auf sich selbst und ihr Kind einzustellen. Es dauert nicht lange, und der Wehenschreiber wird als der dominierende Taktgeber erlebt und entfremdet einen zutiefst intimen und individuellen weiblichen Ablauf.

Ein Grund, weshalb eine Wassergeburt vielen Geburtshelfern noch immer als suspekt erscheint, ist die Tatsache, daß die Kontrolle unter Wasser nur bedingt möglich ist, die Frau also nicht zu kontrollieren ist. Aus Sicht einer instinktiv geleiteten Geburt ist dies hingegen eher als Vorteil zu betrachten.

3.6 Eine kleine Einführung in die Haptonomie

Die Haptonomie ist eine wunderbare Art und Weise, mit seinem Kind im Bauch in Kontakt zu kommen. Allerdings: Haptonomie ist keine «Methode», keine «Technik» und kann eigentlich nicht mit Worten beschrieben werden. Man muß es erfahren. Das jedenfalls behauptet jemand, der es wissen muß: der Gynäkologe Dr. med. Mehdi Djalali, Mitglied des wissenschaftlichen Stabes der haptonomischen Gesellschaft (Centre International de Recherche et de Developpement de l'Haptonomie), deren Repräsentant er für Deutschland ist. Für ihn ist Haptonomie eine psychotaktile, emotionale Daseinsbestärkung: «... Auch die Liebe kann man nicht erklären. Es gibt Milliarden von Büchern mit Um- und Beschreibungen, aber die Liebe und die Haptonomie sind etwas, was man tatsächlich nur erleben kann. Es ist nicht etwas, was überhaupt theoretisch erklärbar und vermittelbar (mitteilbar) ist. Die Haptonomie ist die Wissenschaft der Menschlichkeit. Der Begriff entstammt der Verbindung von dem griechischen Terminus **hapsis**, was soviel bedeutet wie berühren, tasten, spüren, fühlen; das Berühren (im Sinne von: den anderen innerlich bewegen, erreichen), die sinnliche Empfindung, der Tastsinn und das Taktgefühl bzw. Feingefühl, und dem Wort **nomos**, was soviel heißt wie Gesetz, Ordnung, Norm. **Hapto** (von dem Verb **haptein**) bedeutet, ich berühre, ich vereinige, ich stelle Beziehung her, ich mache mich jemandem verbunden, und im übertragenen Sinn: Ich stelle einen (taktilen) Kontakt her, um gesund zu machen, um den anderen in seiner Ganzheit zu heilen, um den anderen in seiner Existenz zu bestärken. (...) Das hat nichts mit Sympathie oder Antipathie zu tun, sondern es ist ein Akzeptieren, daß da ein Mensch neben mir ist. (...) So verhält es sich auch mit dem Kind im Mutterleib, wenn die Annäherung der Mutter oder des Vaters im haptonomischen Sinn über die Bauchdecke zu dem Kind gelangt, dann bewegt es sich zu dieser Stelle, weil es diese Annäherung als angenehm empfindet. Es kommt einfach in den

Raum des anderen, das ist der Unterschied zu einer einfachen Berührung.»[34]

Als ich Dr. Djalali zu einem Gespräch über seine Arbeit in seiner Praxis aufsuchte, hatte ich das Glück und das Privileg, die Wirkung einer haptonomen Annäherung zu sehen und zu fühlen. Es war ein Erlebnis, das mich zutiefst «berührt» und beeindruckt hat. Auch wenn Worte dieses Erlebnis sicherlich nur ungenügend beschreiben können, weil Gefühle oftmals da anfangen, wo Worte aufhören, möchte ich den Versuch unternehmen, einen Eindruck davon zu vermitteln. Was folgt, ist notgedrungen nur ein Ausschnitt aus der Vielfalt der Anwendungsmöglichkeiten der Haptonomie. Falsch wäre sicherlich der Schluß, die Haptonomie erschöpfe sich mit dem oberflächlich Sichtbaren. Das ist nicht der Fall. Das Ganze ist um ein Vielfaches komplexer. In der Haptonomie sind mehrere und tiefere Ebenen angesprochen als das rein Beobachtbare. Davon später mehr. Um sich jedoch eine erste Vorstellung von Haptonomie machen zu können, was im Rahmen dieses Buches selbstverständlich nur bedingt möglich ist, kann eine Schilderung des **äußeren** Ablaufs hilfreich sein. Das, was **innerlich** passiert, entzieht sich der Beobachtung und der Schilderung und ist immer individuell geprägt. In diesem Zusammenhang möchte ich betonen, daß ich in meinen eigenen Schwangerschaften – leider! – keine Erfahrungen mit der Haptonomie gemacht habe. Alles, was mir deshalb hier möglich ist, ist die begrenzte Rolle einer Vermittlerin. Deshalb gebe ich, so weit wie möglich, den Worten derer Raum, die selbst Haptonomie erfahren haben bzw. praktizieren.

Doch nun zurück in die Praxis von Dr. Djalali und zu meiner Beobachtung einer haptischen Begegnung. Zunächst zum Sehen. Auf einem bequemen, breiten Bett lag Denise Flügge, schwanger im siebten Monat. Ihr Mann saß neben dem Bett auf einem Stuhl. Beide hatten soeben eine Haptonomie-Sitzung mit Dr. Djalali hinter sich. Sie waren einverstanden, daß ich zuschaute, wenn sie gemeinsam mit Dr. Djalali nochmals Kontakt mit ihrem Baby aufnahmen. Zunächst umfaßte Dr. Djalali – seine Hände lagen je auf der rechten bzw. linken Bauchhälfte – den unbekleideten Bauch seiner Patientin. Denise legte ihre Hände auf die Hände von Dr. Djalali. Das Kind lag, deutlich zu sehen, in der linken Bauchhälfte. Der Bauch sah ganz schief aus. Dann «ging» Dr. Djalali auf das Kind von der rechten Bauchhälfte her zu. Er nannte es: «Wir laden das Baby ein.» Kurz darauf nahm er die Hände etwas zurück, «gab dem Baby Raum», und da geschah es: Das Baby bewegte sich aus der linken Bauchhälfte in die rechte. Es war ganz plastisch zu sehen. Ich konnte es kaum glauben, wie schnell das Baby der Einladung nachgekommen war. Dasselbe wiederholte sich nochmals auf der anderen Bauchseite. Jetzt lag das Baby also wieder links. Und jetzt durfte ich es auch fühlen. Ich legte meine Hände rechts und links auf Denises Bauch. Über meine Hände legte Dr. Djalali seine Hände, darüber Denise ihre. Der Bauch! So einen weichen schwangeren Leib habe ich noch nie gespürt! Ich habe viele schwangere Bäuche berührt. Wenn meine Freundinnen schwanger waren, habe ich zur Begrüßung immer liebevoll ihren Bauch gestreichelt. Aber dies hier war anders. Ganz anders! Die Bauchdecke fühlte sich durchlässig an. Anders kann ich es nicht beschreiben. Es war fast, als könne ich das Kind direkt anfassen. Ganz genau spürte ich seine Ärmchen und seinen kleinen Körper. Es war, als läge das Kind in meiner rechten Hand. So genau konnte ich selbst meine eigenen Kinder nicht in meinem Bauch anfassen. Jetzt begann Dr. Djalali meine linke Hand mit leichtem Druck in den Bauch zu führen (also auf der Seite, an der das Kind nicht lag). Der Bauch – unendlich weich – gab wunderbar nach. Es war, als könne ich mit der Hand in den Bauch greifen. Nach der zweiten «Einladung» gaben wir dem Kind wieder Raum, und es kam zu uns. Es legte sich in meine linke Hand. Ich konnte seine Bewegung genau verfolgen. Es löste sich ganz leicht von meiner rechten Hand und «wanderte» zielstrebig in meine linke. Einfach so. Es war phänomenal. Ich, als völlig Fremde, fühlte mich diesem Kind sehr nahe und verbunden. Wie unendlich glücklich mußte eine solche Begegnung Eltern und Kind machen! Besonders für Väter muß dies geradezu überwältigend sein, so nahe und direkt Anteil an der Schwangerschaft ihrer Frau nehmen zu können und ihr Kind tatsächlich «berühren» zu können.

Für Denise, die während der gesamten Begegnung mit strahlenden Augen lächelte, ist das ganz «normal». Sie kann sich Schwangerschaft gar nicht anders vorstellen. Auch bei ihrer ersten Schwangerschaft war sie bei Dr. Djalali: «Ich kenne mein Kind sehr genau. Ich weiß immer, wie es liegt. Ich kann jedes Körperteil fühlen.» Und ihr Mann fügt hinzu: «Bei der Geburt unseres ersten Kindes hatten wir beide das Gefühl, wir begrüßen einen alten Bekannten. Von der ersten Sekunde an war diese Vertrautheit da.» Denise ist immer mit ihrem Kind in intensivem Kontakt; ihr Mann, der beruflich sehr eingespannt ist, etwas seltener. Trotzdem fühlt er sich nie von der Schwangerschaft ausgeschlossen, so wie sich manchmal andere Männer fühlen.

Entwickelt wurde die Haptonomie von dem Niederländer Frans Veldman. Er erklärt die haptonome Kontaktaufnahme wie folgt:

«Die haptonome Annäherung verändert sichtbar und fühlbar den Tonus der Bauchdecke und des Dammes und bewirkt eine große Elastizität der Muskulatur, einen Tonus und eine Dehnbarkeit, die ohne alle Verspanntheit dem Kind Raum und Freiheit gibt. Die Spiel- und Affektivitätskontakte mit dem Kind werden dem jeweiligen Entwicklungsstadium entsprechend verändert, ausgedehnt und angepaßt. In seinen Reaktionen zeigt das Kind ganz deutlich, ob es Spaß, Freude und Vergnügen oder im Gegenteil Unbehagen, Unmut und Widerstreben empfindet. Es macht seine Empfindungen der Mutter während dieser psychotaktilen, affektiven Begegnung spürbar, und dies ist deutlich sichtbar und fühlbar durch die Bauchdecke hindurch, wobei sich das Kind auf die Hände von Vater und Mutter zubewegt. Aus dieser Begegnung heraus entwickelt sich ein Begegnungsspiel, das eine starke pränatale Bindung herstellt und so die Dauerhaftigkeit des affektiven, postnatalen Kontaktes vorbereitet.»[35]

Diese Nähe ist natürlich auch bei der Geburt unendlich wohltuend. Dr. Djalali: «Die haptonomische Geburtsbegleitung erzeugt durch eine Erhöhung der Belastungstoleranz eine enorme Schmerzunempfindlichkeit während der Geburtswehen, so daß die Mutter in der Lage ist, den intensiven Kontakt zu ihrem Kind auch unter der Geburt beizuhalten, um damit eine gewaltlosere bzw. ‹sanftere› Geburt zu ermöglichen.» Die Mutter kann mit den Händen – zusätzlich zu ihrer inneren gedanklichen Verbindung zu ihrem Kind – ihm den Weg «nach unten» weisen und es dabei begleiten. Das Kind, das seine Mutter kennt und ihr vertraut, folgt ihrer Einladung bereitwillig.

Auch Ludwig Janus betont die Vorteile einer haptonomisch begleiteten Geburtshilfe: «Die besondere Bedeutung der haptonomischen prä- und perinatalen Begleitung liegt darin, daß durch die hier erreichbare Tiefenentspannung und die Lockerung des Schambeinknorpels und der Kreuzbein-Beckenknochengelenke etwa zwei Zentimeter gewonnen werden können, der normalerweise ‹fehlende Zentimeter› (der durch die Entwicklung zum aufrechten Gang entstanden ist und deshalb menschliche Geburten so schwierig macht, Anm. d. Autorin) also mehr als ausgeglichen würde.»[36]

Schon während der Schwangerschaft verändert die haptonomische Begleitung das Verhältnis von Mutter und Kind. Dr. Djalali erzählte mir, wie unwichtig der Ultraschall für schwangere Frauen werden kann: «Wenn die Frauen die ersten Male zu mir kommen, wollen fast alle erst einmal einen Ultraschall machen. Sie glauben, dadurch, daß sie das Kind sehen können, würden sie ihm auch näher kommen. Was allerdings nicht stimmt, denn im Grunde entfernt der Ultraschall Mutter und Kind voneinander. Sie spüren sich nicht mehr direkt. Nach ein bis zwei Haptonomie-Sitzungen begreifen Frauen auf einmal, daß sie keinen

Ultraschall brauchen. Sie **fühlen** und **wissen**, wie es ihrem Kind geht, sie **kennen** es. Durch die haptonomische Berührung ist das innere Band zwischen Mutter und Kind **begreifbar** geworden.»

Entstanden ist die Haptonomie zunächst ohne einen direkten Bezug zur Schwangerschaft. Dr. Djalali über die Entstehungsgeschichte: «Die Haptonomie wurde durch Veldmans persönlichen Erfahrungen der menschenverachtenden Bedingungen im 2. Weltkrieg entwickelt. Er hat sich überlegt, wie können Menschen bei der Deportation, Haut an Haut, völlig fremde Menschen, völlig verschiedener Abstammung, völlig verschiedener sozialer Schichten, verschiedenerlei Geschlechts und Alters so nebeneinander bestehen. Sie haben sich ohne eine Aggression nicht nur gegenseitig ‹ertragen›, sondern vor allem gegenseitig bestärkt. Dort entstand für Veldman die Idee zur Erkenntnis von der haptonomischen Phänomenalität. Wir sind ja heute Augen-und-Ohren-Menschen geworden, fast die gesamte Kommunikation des Menschen geschieht über diese beiden Sinnesorgane. Das ist oft die Schwierigkeit in der Haptonomie, gerade auch in der Ausbildung, daß es vielen Menschen Probleme bereitet, berührt zu werden. Das fängt schon damit an, daß wir unsere Kinder nicht wirklich berühren. Die Mutter **versorgt** das Kind, es wird angezogen, sauber gemacht, mit der Flasche ernährt, und es wird ‹abgelegt›. Ein paar Stunden später holt man es wieder aus seinem Bettchen, versorgt es wieder und legt es wieder hin. Das heißt, die Fähigkeit des Tastens, der unmittelbaren Kommunikation, wird nicht angeregt bzw. entwickelt.»[37]

Gerade der Körperkontakt ist jedoch ein Grundbedürfnis des Menschen. Die Haut hat über eine Millionen Sinnesrezeptoren und ist damit das größte und intensivste unserer Sinnesorgane; die Rezeptoren der Haut vermitteln Empfindungen von Druck, Temperatur oder Schmerz. Aber auch Wohlbefinden. Liebe, so sagt man, geht «unter die Haut» und durch sie hindurch. Der psychotaktile Kontakt, die Sprache ohne Worte, vermittelt die existentielle Erfahrung des «Daseins» und der Seinsbestärkung.

Veldman unterscheidet die **rationale Existenzbestätigung** von der **affektiven Seinsbestärkung.**[38] Die rationale Existenzbestätigung wird vom Verstand gesteuert. Der Mensch wird in seiner konkreten Existenz im Zuge seiner körperlichen Anwesenheit, seiner funktionellen Wirklichkeit und seiner repräsentierenden Seinsart, wie Veldman es nennt, anerkannt. Das kann bedeuten, ein Mensch wird aufgrund seines Berufes, seiner Ausbildung, seiner Kleidung eingeschätzt und behandelt. Es handelt sich hierbei also um eine äußere Einschätzung, die notwendigerweise auch an der Außenfläche steckenbleiben muß.

Die affektive Seinsbestätigung übersteigert die rationale Existenzbestätigung, «indem sie das Wesen des Menschen, seine ‹essentia›, d.h. sein persönliches ‹Gut-Sein›, seinen Wert, anspricht und bestätigt. Sie beschränkt sich dabei nicht darauf, den anderen in seinem Auftreten in bestimmten Funktionen anzuerkennen, sondern schätzt und bestärkt ihn in seiner Wesenheit und Eigenheit und unterstützt seine Authentizität.»[39]

Nach Veldman fehlt es vielen zwischenmenschlichen Beziehungen in unserer Gesellschaft an gegenseitiger Zuneigung, Liebe oder Freundschaft, weil eine rationale Existenzbestätigung nicht ausreicht, um echte vertrauensvolle, affektive Beziehungen und Kontakte herzustellen. Was fehlt, ist die Gefühlsebene. Veldman ist überzeugt, daß diese Kontakt- und Ausdrucksmöglichkeiten in unserer Zivilisation unwirksam bleiben und unterdrückt werden von dem (unausgesprochenen) Verbot, Gefühlen körperlich Ausdruck zu geben. Der Intellekt beherrscht und unterdrückt Gefühlsregungen, und deshalb fehlt uns weitestgehend die affektive Seinsbestätigung. Diese Grundstörung in unserer Gesellschaft hat auch in besonderem Maße Auswirkungen auf die pränatale Phase. Veldman ist davon überzeugt, daß eine einseitig rationale Steuerung des Verhaltens der Mutter in der Schwangerschaft unter Umständen die affektive pränatale Entfaltung von Frau und Kind behindern und blockieren kann, was wiederum Einfluß auf den Geburtsverlauf hat. Rationale Blokkierungen, so Veldman, können durch verschiedene einseitig intellektuelle Einflußnahmen auf Schwangerschaft und Geburt verursacht werden: medizinisch-technische Behandlungsmethoden, aber auch sogar durch **rein rational** – und damit mechanisch – ausgeführte Haltungs-, Bewegungs-, Entspannungs- und Atemübungen.

Der Grundstock des affektiven Bewußtseins eines Menschen wird zu einem Großteil bereits im Mutterleib angelegt, wie Veldman betont: «Das im Mutterleib heranreifende menschliche Wesen reagiert anfangs – direkt nach der Konzeption – passiv auf die einwirkenden Einflüsse und Stimuli; hernach aber schon sehr früh nimmt es aktiv aufgrund von instinktiven, prälogischen Reaktionen teil. Mit diesem Reaktionsverhalten ‹lehrt› das Kind sich, auch durch Entfalten von Eigeninitiativen, aktiv an die sich ihm darstellende Welt anzupassen. Wenn es, weil es diese affektive Umwelt entbehren muß, während des symbiotischen Lebensabschnittes zu passiver Anpassung gezwungen ist, weil die so notwendigen affektiv-bestärkenden ‹Lehr- und Reifungsstimuli› nicht erfolgen oder zu wenig zielgerichtet sind, dann wird das Kind dieses instinktive, aktive Verhalten, je nach dem Ausmaß der Entbehrung, mehr oder weniger unterdrücken. Die damit verbundene Frustration ergibt dann ein negatives Engramm im affektiven Bewußtsein.»[40]

Ganz anders, wenn das Kind von Anfang an als Persönlichkeit anerkannt und beachtet wird, wie es durch die haptonome Annäherung der Fall ist. Zum einen verändert dieses gemeinsame Erleben von Mutter und Vater die Paarbeziehung positiv. Veldman spricht von einer Vertiefung der Liebe und der Beziehung der Eltern zueinander. Dies sind die besten Voraussetzungen für die Geburt und den Empfang des Kindes, die man sich denken kann. Auf diese Weise kann sich das oft zitierte «Urvertrauen» entwickeln. Ein in seinem Dasein bestärktes und anerkanntes Kind wird die Welt mit «selbstbewußteren» Augen sehen können und ein Leben lang davon «profitieren». Veldman beschreibt das so:

«Aus all unseren Untersuchungen, Beobachtungen und Erfahrungen ergibt sich, daß affektiv-bestärkende, somato- und psychosensorische Kontaktstimuli einen starken Einfluß auf den Lern- und Reifungsprozeß im Mutterschoß ausüben. Die psychotaktilen und psychohaptisch-akustischen Kontaktstimuli rufen ein deutlich feststellbares Antwortverhalten beim Kind hervor und hinterlassen auch intensive, vital bestärkende Eindrücke, die als positive Engramme in das affektive Bewußtsein eingraviert werden, was sich deutlich in der ersten postnatalen Lebensphase äußert. Ihr großer Einfluß auf die Selbstentfaltung ist augenscheinlich. Die haptonome prä-, peri- und postnatale Begleitung ermöglicht beiden Elternteilen, ihre affektive Kontaktfähigkeit zu entfalten und zu benutzen, mit dem Ziel, schon im pränatalen Stadium ein reziprok-affektiv-verstärkendes ‹Kontaktspiel› zu intensivieren und zu vertiefen. Unsere Beobachtungen bei Neugeborenen zeigen, daß das natürliche Bindungsverhalten (...) durch den pränatalen, haptonomen, affektiven Bestärkungskontakt in hohem Maße vorbereitet und angeregt wird und sich deshalb prompt und direkt bei der Geburt auf instinktsichere Weise entwickelt.»[41]

Welch besseren Empfang kann sich ein Neugeborenes wünschen? Doch auch für die Eltern wird so die Geburt zu einem ganz besonders einprägsamen Erlebnis, das von Anfang an die Eltern-Kind-Beziehung in die richtige Richtung weist. Eine haptonomisch begleitete Geburt kann gerade für Frauen eine große Chance zur Heilung bedeuten, wie es Dr. Djalali erlebt hat: «Für mich wird die Schwangerschaft immer mehr auf einer völlig anderen Ebene wichtig. Ich erlebe immer wieder: Für Frauen, wenn sie ein bißchen sensibel sind und wenn sie mit der Schwangerschaft und mit ihren Kindern anders umgehen, kann dies eine Heilung sein. Es ist eine Abklärung dessen, was in ihrer frühesten Phase vor und nach ihrer eigenen Geburt abgelaufen ist. Wir Männer haben diese Möglichkeit so nicht.»[42]

Diese Erfahrung machte eine Therapeutin ganz konkret während der Geburt ihres Sohnes, die von Dr. Djalali und der Hebamme Helene Platen haptonomisch begleitet wurde. Sie erzählt davon in dem Buch *GEBURTsTage*, das von Heike Schwitzke zusammengestellt wurde: «In späteren Gesprächen mit Dr. Djalali brachte er mich auf den Gedanken, daß ich in diesen ‹harten fünf Stunden›, wo ich aufgegeben hatte, meine eigene Geburt wiedererlebt bzw. innerlich ver-/bearbeitet habe. Ich selbst kam durch Kaiserschnitt zur Welt, und möglicherweise ist es (durch die unbewußte Erinnerung) schwerer, selber zu gebären, wenn man selbst nie ‹richtig› geboren wurde. Das Urvertrauen und die Sicherheit in den Prozeß des Geborenwerdens kannte ich ja gar nicht in diesem Leben. Seit dieser Geburt habe ich eine völlig neue Beziehung zur Erde, zum Boden, zum wirklich ‹Hier-Sein› entwickelt. Seit ich David zwischen meinen Beinen herausgepreßt habe, stehen meine Beine viel stabiler auf dem Boden, und dies leitete den inneren Prozeß des ‹Geerdetseins› für mich ein.»

Die Erfahrung, selbst geboren zu werden, machen immer weniger Frauen. Mehr und mehr Frauen kommen in die Situation, zu gebären, ohne aktiv ihre eigene Geburt erlebt und betrieben zu haben. In den 60er Jahren begann die Steigerung der Kaiserschnittrate (von 9 Prozent 1960 auf 14 Prozent 1969). Inzwischen sind wir in Deutschland bei 20 Prozent angekommen. Die Auswirkungen auf die Geburtskultur der Zukunft könnten verheerend sein. In den 60er Jahren weit verbreitet – ja direkt eine «Modeerscheinung» – waren Zangengeburten. Auch dabei haben die Kinder, die heute als Mütter selbst gebären wollen, den Geburtskanal nicht aus eigener Kraft passiert. So fehlt ihnen ebenfalls das Erlebnis des Geborenwerdens. Auch aus diesem Grunde werden die künstlich beendeten Geburten in Zukunft noch weiterhin steigen. Die (Horror-)Vision, daß in einigen Generationen Frauen das Gebären tatsächlich «verlernt» haben könnten, beschwört schmerzhaft die Notwendigkeit, diesen fatalen Trend zu stoppen oder noch besser: umzukehren.

In diesem Zusammenhang ist der Aspekt der Heilung, die durch eine haptonome Geburts- und Schwangerenbegleitung möglich ist, von ganz entscheidender Bedeutung.

1 Klaus, Marshall H.; Kennell, John H.; Klaus, P. H.: *Der erste Bund fürs Leben. Die gelungene Eltern-Kind-Bindung und was Mütter und Väter dazu beitragen können*, Reinbek 1997.

2 Gloger-Tippelt, Gabriele: *Entwicklung eines kognitiven Schemas vom eigenen Kind bei Frauen vor ihrer ersten Geburt*, in: Sonderdruck: «Entwicklung. Allgemeine Verläufe – Individuelle Unterschiede, Pädagogische Konsequenzen», Monika Knopf/Wolfgang Schneider (Hg.), Göttingen.

3 Hurst-Prager, Christina: *Prenatal Bonding*, in: Thomas Blum (Hg.): *Prenatal Perception, Learning and Bonding*, Berlin 1993

4 Bauer, Dietrich/Hoffmeister, Max/Görg, Hartmut: *Gespräche mit Ungeborenen. Kinder kündigen sich an*, Stuttgart 1994, 4. Aufl.

5 Klimek, Rudolf: *Neue Einsichten in die Berechnung des Geburtstermins und ihre Konsequenzen für die medizinische Praxis*, in: Janus, L., und Haibach, S. (Hg.): Seelisches Erleben vor und während der Geburt, Neu-Isenburg, 1997.

6 ebenda.

7 vgl. de Jong, Theresia Maria/Kemmler, Gabriele: *Kaiserschnitt – Narben an Seele und Bauch. Ein Ratgeber für Kaiserschnittmütter*, Frankfurt 1996.

8 Wucherer-Huldenfeld, Augustinus Karl: *Dialog mit dem Kind. Ein philosophischer Beitrag zur Anthropologie des pränatalen Daseins*, in: Daseinsanalyse 8 1992, S. 203–225.

9 Bauer, Dietrich u. a., a. a. O.

10 W. Dmoch: *Einige Bemerkungen zur pränatalen Psychologie aus psychologischer Sicht*, in: Pränatale und perinatale Psychosomatik: Richtungen, Probleme, Ergebnisse. Hg.: Theodor F. Hau und Sepp Schindler, Stuttgart 1982.

11 Winnicott, Donald, zitiert nach Ann M. Jernberg: *Untersuchung und Therapie der pränatalen Mutter-Kind-Beziehung*, in: Fedor-Freybergh, Peter G.: Pränatale und perinatale Psychologie und Medizin. Begegnung mit dem Ungeborenen, München 1987.

12 Verny, Thomas; Kelly, John: *Das Seelenleben des Ungeborenen. Wie Mütter und Väter schon vor der Geburt Persönlichkeit und Glück ihres Kindes fördern können*, München 1981.

13 Caruso, Igor A.: *Die Bedeutung des pränatalen Seelenlebens für die Persönlichkeitsentwicklung*, in: Graber, Gustav Hans/Kruse Friedrich (Hg.): Vorgeburtliches Seelenleben, München 1973.

14 siehe dazu auch das Buch von Ludwig Janus und Sigrun Haibach (Hg.): *Seelisches Erleben vor und während der Geburt*, Neu-Isenburg 1997.

15 Van de Carr, F. Rene/Lehrer, Marc: Prenatal University; *Committment to Fetal-Family Bonding and the Strengthening of the Family Unit as an*

Educational Institution, in: Pre- and Perinatal Psychology, 3 (2), Winter 1988.

16 Informationen zum Projekt in Venezuela: Manrique, Beatriz et al: *Nurturing Parents to stimulate their Children from Prenatal Stage to three Years of Age,* in: T. Blum (Hg.): Prenatal Perception, Berlin, Hongkong 1993. Informationen zum Projekt in Thailand: Panthuraamphorn, Chairat: *Prenatal Infant Stimulation Program,* in: T. Blum (Hg.) Prenatal Perception, Berlin, Hongkong 1993.

17 Die beschriebenen Übungen sind zum Teil inspiriert aus meinen eigenen Schwangerschaften, aus Berichten von Müttern, die ich interviewt habe, von der amerikanischen Psychotherapeutin Ann M. Jernberg, den amerikanischen Kinderärzten F. Rene Van de Carr und Marc Lehrer, der amerikanischen Therapeutin Clara M. Riley, Brent Logan sowie Beatriz Manrique und Chairat Panthuraamphorn.

18 Sallenbach, William: *Claira. A Case Study in Prenatal Learning,* in: Pre- and Perinatal Psychology Journal, 9 (1), Fall 1994.

19 Wucherer-Huldenfeld, a. a. O.

20 ebenda.

21 Gellrich, Martin: *Musikalitätsförderung im vorgeburtlichen Stadium und im Kleinkindalter,* in: Janus, L./Haibach, S. (Hg.): Seelisches Erleben vor und während der Geburt, Neu-Isenburg 1997.

22 Tomatis, Alfred: *Der Klang des Lebens. Vorgeburtliche Kommunikation – die Anfänge der seelischen Entwicklung,* Hamburg 1987.

23 Rhodes, Jeane: *Sharing Space. Report on Research Projekt: Interviews with 2 1/2 to 3 1/2 Year old Children Regarding their Memories of Birth and the Pre-Natal Period.* in: Pre- and Perinatal Psychology Journal, 6 (1), Fall 1991.

24 Parncutt, Richard: *Pränatale Erfahrung und die Ursprünge der Musik,* in: Janus, L./Haibach, S. (Hg.): *Das Seelenleben vor und während der Geburt,* Neu-Isenburg 1997.

25 Marcovich, Marina; de Jong, Theresia Maria: *Frühgeborene – Zu klein zum Leben? Die Methode Marina Marcovich,* Frankfurt 1999.

26 Janus, Ludwig: *Affektive Lernvorgänge vor und während der Geburt,* in: Janus, L./Haibach, S. (Hg.): *Seelisches Erleben vor und während der Geburt,* Neu-Isenburg, 1997.

27 Gellrich, Martin, a. a. O.

28 Odent, Michel: *Geburt und Stillen. Über die Natur elementarer Erfahrungen,* München 1992.

29 Decker-Voigt, Hans-H.; Maetzel, Friedrich-K.: *energon. Das medizinisch-wissenschaftliche Musikprogramm,* Polymedia, Hamburg.

30 Renz, Monika: *Psychotherapie im Bereich des Sprachlosen* in: Neue Zürcher Zeitung, 17. 8. 96; vgl. auch: Renz, Monika: *Zwischen Urangst und*

Urvertrauen. Therapie früher Störungen über Musik und spirituelle Erfahrungen, Paderborn 1996.

31 Gesine Huth: *Liquid Sound – Reise in die Vergangenheit oder Therapie der Zukunft?* in: Berger, Lutz (Hg.): *Musik, Magie und Medizin,* Paderborn, 1997.

32 Dr. Gesine Huth war so begeistert über diese Methode der Geburtsvorbereitung, daß sie inzwischen selbst Kurse für Schwangere in Göttingen anbietet.

33 Krüll, Marianne: *Geburt und Gesellschaft,* in: «ab 40», Heft 1/97. Marianne Krüll ist auch Autorin des Buches: *Die Geburt ist nicht der Anfang. Die ersten Kapitel unseres Lebens – neu erzählt,* Stuttgart 1989.

34 Dieses Zitat stammt aus einer Gesprächsrunde, die von Kirsten Hanna Potthoff aufgezeichnet und herausgegeben wurde. Zu beziehen über Dr. M. Djalali, Bastionstr. 33, 40213 Düsseldorf.

35 Veldman, Frans: *Haptonomie – Die Wissenschaft von den Grundlagen der Affektivität,* in: Int. J. Prenatal and Perinatal Studies, Vol. 4 (1992) No. 1/2, S. 87–100.

36 Janus, Ludwig: *Wie die Seele entsteht. Unser psychisches Leben vor und nach der Geburt,* München 1993.

37 siehe Potthoff, a. a. O.

38 Veldman, Frans: *Haptonomie – Die Wissenschaft von den Grundlagen der Affektivität,* in: Int. J. Prenatal and Perinatal Studies, Vol. 4 (1992) No. 1/2, S. 87–100.

39 ebenda.

40 ebenda.

41 ebenda.

42 Potthoff, a. a. O.

Im Sonnenrad

Du liegst ganz flach auf der Erde.
Ausgebreitet in Dir. Unter Dir die Erde, über Dir Licht. Das Licht strömt über Deinen Leib. Durchströmt Dich. Kommt von weit her in Dich. Ist wie Du. Das Licht als Rad hat sich in Dir ausgebreitet. Es kreist. Kreist mit Deinem Körper, der von Deinem Blut lebt und Dir wiederum Blut zurückgibt. Wenn Du genau fühlst, spürst Du die Wellen, kleine schwellende, die über deine Haut gehen, Vibrationen, elektrisch beinah, voller Energie. Du bist unendlich dehnbar.
Deine Finger zeichnen ein Rund.
In der Mitte der Nabel.
Noch ein Herz.
Noch ein Atem.
Noch mehr Leben, nach Deinem.
Noch in der Schöpfung, oder gar vorher.
Das Licht war zuerst da. Von weit her hat es die Reise angetreten zu Dir. Es pocht und will zur Welt. So liebst Du diese Welt. Ihren Duft in allen Rosen. Ihre Melodie in einer fernen Musik, die über Dich hinwegströmt.
In den Berührungen der Babyhaut, bei der jede zur Liebkosung wird. Du schließt die Augen und bist milde. Die längsten Abende, die hellen, füllst Du mit Küssen für den, der das Licht ausgeschickt hat. Das Sonnenrad dreht sich in Dir. Glühend und sanft zugleich. Deine Haare sind grell, maisfarben, blutorange, purpurn, korallen – und schließlich: weiß, rein wie das Licht, unsichtbar und voller Kraft.

4. Was kann (will) mir mein Kind mitteilen? Offenheit im Umgang mit dem Ungeborenen

Bislang stand mehr oder minder ausgeprägt die Mutter im Vordergrund der Betrachtungen. Was sie fühlen kann, wie sie den Kontakt zu ihrem Kind suchen und finden kann. Was dabei bereits anklang, das sind die Möglichkeiten des Kindes, mit der Mutter in Kontakt zu treten. Hat eine Schwangere erst einmal eine intensive, intuitive Beziehung zu ihrem Kind aufgebaut, wird sie auch feinfühlig für die Botschaften ihres Kindes. Kommunikation, Dialog ist schließlich keine Einbahnstraße, sondern enthält Geben und Nehmen, also Sprechen und Zuhören. Selbstverständlich wird die Kommunikation mit dem Ungeborenen nicht über Worte verlaufen können. Es sind eher Ahnungen und Gefühle, die einer Mutter sagen, was ihr Kind braucht und was es ihr mitteilen möchte. Diese Gefühle ernst zu nehmen ist ein wichtiger Schritt, um den Mutter-Kind-Dialog fruchtbar einsetzen zu können. So fragt beispielsweise Dr. Djalali bei einer sich verzögernden Geburt, wie die Mutter die Lage einschätzt und ob sie meint, daß es dem Kind gutgehe. «Eine Mutter fühlt, wie es ihrem Kind geht, auch wenn es ihrem Kind nicht gutgeht», ist sich Djalali sicher. Er vertraut der Schwangeren und ihrem Kind und hat dadurch sicherlich viele unnötige Eingriffe vermeiden können. Durch den Einsatz vielfältiger Überwachungsgeräte hingegen werden Mutter und Kind einander entfremdet, Vertrauen in die natürlichen Instinkte kann sich da nicht entwickeln. Dabei sind technische Tests nicht unfehlbar. Immer wieder kommt es vor, daß aufgrund einer Gefahrendiagnose, die sich im Nachhinein als falsch oder nicht richtig interpretiert erweist, in den natürlichen Geburtsablauf eingeriffen wird mit zum Teil sehr negativen Folgen. Andererseits kommt es auch vor, daß Überwachungsgeräte tatsächliche Gefahrensituationen gar nicht entdecken. Aus den Berichten vieler Frauen geht hervor, daß sie, obwohl Tests keine bedrohliche Situation erkannten, ein ungutes Gefühl nicht los wurden und sich das Kind in der Tat in einer Gefahrensituation befunden hatte.

Aus dem Gesagten läßt sich schließen, daß sich Frauen zunächst auf ihr eigenes Gefühl verlassen sollten, wenn es um ihre ungeborenen Kinder geht. Daraus kann viel Sicherheit und Zuversicht erwachsen.

Ilka erinnert sich an ihre Schwangerschaft:

«Ich war in meiner Schwangerschaft in einer schwierigen, ungeklärten privaten Situation. Die Gedanken an das Kind waren aber immer ein Lichtblick für mich. In dem Moment der Entscheidung für das Kind hat sich nochmals viel verändert, ganz besonders auch bei meinem Partner. Soviel zum Rahmen. Ganz konkret erkrankte ich im dritten Monat schwer mit einer Blasenentzündung. Ich mochte nichts trinken, nichts essen. Trotzdem war ich zuversichtlich, daß dies dem Kind nicht schaden würde. Ich sagte mir: ‹Das betrifft mich, aber nicht das Kind. Es wird gut versorgt, und es nimmt sich das, was es braucht.› Ich hatte immer die Sicherheit, daß es meiner Tochter (damals kannte ich das Geschlecht allerdings noch nicht) gutging. Ich habe viel mit ihr gesungen und getanzt. Bei den tanzenden Bewegungen habe ich immer gespürt, wie sehr sie das mag. Diese Vorliebe hat sich auch nach der Geburt (sie ist völlig gesund!) bestätigt. Wenn ich mit ihr auf dem Arm getanzt habe, beruhigte sie sich besonders gut. Ich habe immer – auch vor der Entbindung – auf ihre Gefühle geachtet. Und ich hatte das starke Empfinden, daß sehr viel von ihr ausging. Sie gab mir Sicherheit und Stärke, und wenn ich an sie dachte, wurde es hell und zuversichtlich, auch wenn drumherum oft Chaos herrschte. Ich fand diese Sicherheit, die von ihr ausging, immer ganz faszinierend. Sie hat mir geholfen und mir die Kraft gegeben, die notwendigen Veränderungen in meinem – in unserem – Leben einzuleiten und durchzusetzen. Durch die Schwangerschaft mit meiner Tochter hatte ich den

Mut bekommen, das nach außen zu tragen, was ist. Ich war sonst eher immer ruhig und bemüht, nicht sonderlich aufzufallen. Die nötigen Veränderungen in meinem Leben waren allerdings alles andere als unauffällig. Trotzdem habe ich es durchgestanden. Das Kind in meinem Bauch war für mich der ruhige Kern in einem Wirbelsturm. Deshalb ist die Beziehung zu ihr auch heute noch etwas ganz Besonderes. Noch im Bauch habe ich sie viel gestreichelt und massiert, auch später, als sie geboren war. Sie war ein sehr zufriedenes Baby, hat viel gelacht und zeigte schon sehr früh Interesse an ihrer Umgebung.»

Der Anteil des Kindes an der Schwangerschaft – und ganz entscheidend an ihrem Verlauf – ist nicht zu unterschätzen. Es ist fast, als hätte das Kind bereits einen «eigenen Willen», den es der Mutter vermitteln will und kann. Diesen Willen gilt es zu achten, auch wenn es nicht immer einfach zu akzeptieren ist. Ein klassisches Beispiel ist die Beckenendlage, in der das Kind mit dem Kopf nach oben, also «falsch herum» für die Geburt liegt. Bis vor einigen Jahren wurde bei dieser auch «Steißlage» genannten Diagnose meist «vorsorglich», das heißt geplant und ohne die Wehen abzuwarten, ein Kaiserschnitt vorgenommen. Dies ist allerdings längst nicht immer notwendig, und ein Kaiserschnitt bedeutet sowohl für die Mutter als auch für das Kind erhebliche Nachteile.[1] Bei einem geplanten Kaiserschnitt hat das Kind keinerlei Einfluß auf seinen Geburtstag, und es wird ihm die Erfahrung des Geborenwerdens versagt. Obwohl die daraus resultierenden Störungen bislang noch nicht wissenschaftlich untersucht wurden (für diese Art von Forschung – die natürlich sehr langfristig angelegt sein müßte – stehen leider kaum Gelder zur Verfügung), so sind die Auswirkungen auf das frühe, aber auch spätere Leben des Kindes – sowie auf das der Mutter – nicht unerheblich. Davon kann auch die Bindungsbeziehung von Mutter und Kind betroffen sein. Es gibt sogar Hinweise, daß die Persönlichkeitsstruktur des Kindes durch die Erfahrung «Kaiserschnitt» beeinflußt wird.[2] All dies hat dazu beigetragen, die Geburt, auch bei einer Beckenendlage, auf natürlichem Weg zu versuchen – mit guten Erfolgen. Allerdings gibt es noch immer Gynäkologen und Gynäkologinnen, die das Risiko einer Beckenendlage so sehr betonen (Möglichkeit des Sauerstoffmangels durch zusammengedrückte Nabelschnur beim Austritt des Steißes), daß viele Eltern ängstlich werden und kein Vertrauen in den gewählten Weg ihres Kindes entwickeln können.

Häufig wird bei Beckenendlagen versucht, das Kind zu animieren, sich zu drehen. Wendungsmöglichkeiten wie «indische Brücke», «Moxibution» oder «äußere Wendung» können die gewünschte Drehung bewirken, allerdings nicht immer. Versuche mit haptonomischer Unterstützung verlaufen oft sehr erfolgreich. Aber auch hier mit Einschränkung. Dr. Djalali: «Eine Wendungsübung kann nur erfolgreich verlaufen, wenn das Kind das auch will. Den Willen des Kindes sollte man unbedingt gelten lassen. Nach ‹erzwungenen› Wendungen drehen sich die Kinder oft wieder zurück in die Beckenendlage.»

Was bleibt, ist, die Gründe für die Weigerung, mit dem Kopf nach vorne geboren zu werden, zu erforschen. Auch hier ist die Intuition der Mutter gefragt. Vielleicht sollte sich die Mutter in dieser Situation sehr bewußt dem Kind zuwenden und es fragen, weshalb es mit dem Kopf nach oben liegt. Es kann natürlich sein, daß die «Antwort» nicht sofort kommt. Eventuell dauert es seine Zeit, bis die Mutter herausgefunden hat, weshalb ihr Kind in dieser Lage ist. Nicht selten verhindern unbewußte Probleme der Mutter, daß sie die Antwort ihres Kindes entgegennehmen und «verstehen» kann. In dieser Situation ist es unter Umständen angebracht, sich bei Geburtsvorbereiterinnen, in Frauengesundheitszentren oder bei erfahrenen Hebammen, die pränatalen Zusammenhängen offen gegenüberstehen, auszusprechen und auf Hilfsangebote zurückzugreifen.

In ihren Geburtsvorbereitungskursen zeigt Christina Hurst-Prager werdenden Eltern, mit welchen Übungen sie ihre Intuition schärfen können, um die Botschaften ihres Kindes aufzunehmen. Sie empfiehlt folgendes:[3]

Die Partner setzen sich auf Kissen im Schneidersitz gegenüber auf den Boden. Sie schließen ihre Augen und achten zunächst auf ihren eigenen Atemrhythmus. Sie werden angeleitet, sich ihrer selbst bewußt zu werden als Individuen, als Frau, als Mann, die Mutter bzw. Vater werden, als Teil eines Paares, das in die Elternschaft eintritt. Nach einer Weile werden sie ermutigt, ihre Hände auf die Knie des Partners zu legen. Noch immer achten sie auf ihren Atem. Ganz allmählich gleichen sich ihre Atemrhythmen einander an. Ohne bewußte Anstrengung atmen sie bald im selben Rhythmus. Sie lassen ihren Atem zwischen sich hin- und herfließen und schließen dann auch das Baby mit ein: vom Vater–zur Mutter–zum Baby. Jeder Atemzug ist wie ein liebevolles Streicheln des Babys. Sie werden ermuntert, sich ihrer Gedanken und Gefühle dem Baby gegenüber gewahr zu werden. Jetzt legen beide ihre Hände liebevoll auf den Bauch der Frau. Beide teilen dem Baby ihre Gedanken und Gefühle mit und sind bereit, die Antworten des Kindes zu hören. Die Antwort kann ganz unterschiedlich ausfallen: Sie kann in Form eines Bildes vor dem inneren Auge erscheinen, eines Wortes, eines Satzes, eines Gedanken, eines Gefühls oder einer Körperregung. Sie werden ermutigt, ihre Liebe zu ihrem Kind von ihrem Herzen durch ihre Arme und Hände (als Verlängerung des Herzens) zum Baby fließen zu lassen. Ganz langsam und sacht erinnert Christina Hurst-Prager die Eltern daran, sich sanft und behutsam von ihrem Kind für den Moment wieder zu verabschieden, sich wieder als Paar und schließlich als Individuum bewußt zu werden und langsam die Augen zu öffnen. Im Anschluß erzählen sich die Paare einander, was sie erlebt haben, welche Gefühle und Gedanken bei ihnen an die Oberfläche kamen.

Diese Übung kann im Rahmen eines Geburtsvorbereitungskurses stattfinden, aber Paare können sie auch durchaus zu Hause allein versuchen. Wenn diese Übung in regelmäßigen Abständen (etwa einmal pro Woche oder einmal pro Monat) durchgeführt wird, ist es sicherlich interessant, die Veränderungen in der

Wahrnehmung zu beobachten. Vielleicht ist es auch sinnvoll, die Gedanken und Gefühle im Anschluß an die Partnerbesprechung aufzuschreiben. Diese schriftlichen Aufzeichnungen können auch später vielleicht dem Kind, wenn es größer ist, gezeigt werden.

Hurst-Prager beschreibt noch eine weitere Übung, um den Kontakt mit dem Baby zu vertiefen:

Diese Übung ist ebenso für Mutter und Vater geeignet. Es ist eine visualisierte Reise. Hierbei sollten sich beide zunächst völlig entspannen (durch Entspannungstechniken oder Meditation). Dann sollen sie sich vorstellen, sie schlüpfen in die Haut ihres Babys. Ähnlich wie sie früher in die Schuhe ihrer Eltern geschlüpft sind und «erwachsen» gespielt haben, schlüpfen sie jetzt in die Rolle ihres Babys. Sie stellen sich vor, wie sie auf einer bequemen Wolke schwebend langsam auf ihre Stadt, ihr Dorf zusteuern und schließlich über dem Haus ihrer «Eltern» (nämlich ihres eigenen Heims) stehenbleiben und «ihre Eltern» beobachten: wie sie nach Hause kommen, einander begrüßen, sich unterhalten – über sich selbst und das Baby. Von Zeit zu Zeit, wenn angebracht, kann sich das Baby in die Unterhaltung einbringen oder wird um Antworten gebeten. Nach einer Weile zieht sich das Baby zurück in den Uterus, zu dem Platz, wo es jetzt hingehört, wo es behütet und sicher ist, wo es in Ruhe wachsen und gedeihen kann, bis es zu seiner Geburt bereit ist. Auch diese «Reise» erzählen sich die werdenden Eltern gegenseitig.

In ihrem Geburtsvorbereitungskurs teilen die Paare ihre Erlebnisse anschließend der ganzen Gruppe mit. Die Berichte sind wirklich sehr erstaunlich. Hurst-Prager: «Viele, viele Mütter bekommen von ihren Kindern ‹gesagt›, daß sie besser auf sich selbst achten sollten, sich nicht so viel über die ‹falschen Dinge› sorgen sollten, die sie tun, oder eben die ‹richtigen Dinge›, die sie unterlassen. Vielmehr sollten sie einfach gut auf ihr eigenes Wohlbefinden achten, dann würden sich auch die Babys wohl und glücklich fühlen.» Sie schließt mit einem Appell, den ich gerne weitergeben möchte: «So laßt uns auf den intelligenten Ratschlag unserer ungeborenen Babys achten und schwangere Frauen darin unterstützen, daß sie gut, sanft und liebevoll mit sich selbst umgehen mögen!»

Die Idee, daß sich ungeborene Kinder ihren Müttern mitteilen, ist selbstverständlich nicht neu, sie wurde vielleicht nur in den letzten Jahrzehnten etwas aus dem Auge verloren. Ein Zeichen, daß dieses Wissen uns eigentlich nie ganz abhanden gekommen ist, sind Beschreibungen, die – wenn auch sehr popularistisch aufbereitet – von den «Gesprächen» erzählen, die Babys an ihre Mütter richten. Allerdings sind diese mit gewisser Vorsicht zu genießen, denn ihnen zugrunde liegen oft abenteuerliche Vorstellungen über das vorgeburtliche Leben. Ein Beispiel ist das Buch «Hallo, hier bin ich!» von Willy Breinholst, das sich seit seiner deutschen Erstveröffentlichung im Jahre 1973 bis heute zu einem Dauerbrenner entwickelt hat.[4] Interessant bei diesem Werk ist einmal, daß es ein Mann geschrieben hat, der auf diese Weise zum Sprachrohr eines ungeborenes Kindes wurde und Tausenden von Schwangeren Ratschläge erteilt, wie sie sich ihr Kind im Bauch vorzustellen haben. In diesem Zusammenhang fällt auf, daß er die Hebamme als dem Baby suspekt beschreibt, den (männlichen) Gynäkologen aber als «okay». Bemerkenswert ist der Umstand, daß das Baby in seinem Buch zwar sehr viel redet, aber die Mutter davon nichts zu ahnen scheint. Im Gegenteil, die Mutter wird, insbesondere wenn es ums Thema Geburt geht, als teilweise «böse» erlebt, indem sie ihr Baby aus sich herauspreßt, das Baby aber «bei der einzigen Mami, die ich jemals haben werde» bleiben will. In anderen Buchpassagen wird die Mutter als leicht naiv und der Vater betont humorvoll beschrieben.

Ein kleiner Auszug soll verdeutlichen, wie konkret Breinholst die «Gedanken» eines Kindes im Mutterleib ausmalt:

«Die Mama hat angefangen, mit mir zu reden. Sie nennt mich ihr Schätzchen, ihren klitzekleinen Racker... Mami und Papi haben ein sehr liebes Tier, das sie Pussy rufen. Manchmal, wenn die Mama auf ihrem Bett liegt und sich ausruht, springt Pussy auf sie drauf, dann kann ich beinah fühlen, wie lieb und weich sie ist. Manchmal versetze ich ihr einen Tritt, nur so zum Spaß, und das spürt sie und stellt sich auf die Beine und gibt Mamis Bauch einen kleinen Klaps mit der Pfote, und dann hebt die Mami den Kopf und sagt: ‹Ruhe da unten, ihr zwei!›»

Sehr aufschlußreich ist die Schilderung der Geburt beziehungsweise der herannahenden Geburt. Hier kann man sich nur schwer des Eindrucks erwehren, der Autor schöpfe aus eigener (Geburts-)Erfahrung. Doch urteilen Sie selbst:

«Die Mama und ich haben wieder die Dame besucht, die HEBAMME heißt. Jetzt ist es sonnenklar, daß sie nicht zu mir hält, den Verdacht hatte ich ja schon lange. Die will nur eins: mich irgendwie zu fassen kriegen; aber solange ich bei der Mami bleibe, wird ihr das nicht gelingen. Da kann sie noch so schlaue Pläne ausklügeln. Die Geburt, von der so viel die Rede ist, zerfällt in zwei Phasen: die erste heißt Eröffnungsphase, die zweite Austreibungsphase. Schon das Wort klingt reichlich brutal, finde ich, und ich lege keinen Wert darauf, dabeizusein, wenn es soweit ist. Ich habe noch eine dritte Phase dazu erfunden, die ich einleiten werde, wenn die mir krumme Dinger drehen. Ich nenne sie Widerstandsphase. Wenn die mich erwischen wollen, versteck' ich mich. Dann können die Kuckuck! Kuckuck! schreien, soviel sie wollen. Mich kriegen sie nicht zu sehen.»

Im weiteren Verlauf fallen Sätze wie: «Die Mami fängt an, sehr stark zu pressen, und ich wollte, daß sie das bleibenließe, weil mein Kopf das nicht aushält. In den Wehenpausen kann ich nicht genügend Kräfte sammeln, um ihr ordentlich Widerstand zu leisten. (...) Hätte ich mich doch bloß nicht herumgedreht, dann könnte ich mich jetzt mit gespreizten Beinen gegen den Ausgang stemmen!»

Da findet kein Dialog statt! Hier ist das Kind allein gelassen, und seine Wünsche werden mißachtet. Der Autor stellt sich so eine «normale» Geburt vor. Für ihn scheint es keine Frage zu sein, daß Kinder die Gebärmutter nicht verlassen wollen. Das Buch ist darauf angelegt, komisch zu wirken. Wie heißt es auf dem Cover: «Meine vergnüglichen Abenteuer auf der neunmonatigen Reise bis zur Geburt». Und, das Buch kommt an, sonst hätte es nicht so viele Auflagen erreichen können. Sollte unsere Gesellschaft so geburtsfeindlich eingestellt sein, daß es uns schon gar nicht mehr auffällt, wie mütterunfreundlich und damit kinderunfreundlich unsere «normalen» Vorstellungen von Schwangerschaft und Geburt sind? Auf dem Boden solcher Vorstellungen überrascht es wenig, wenn medizinische Angebote, die Geburt zu verkürzen oder «unfühlbar» zu machen (durch den Einsatz von Schmerzmitteln oder einer Rückenmarksspritze), dankbar angenommen werden. Auf diese Weise ist ein Dialog mit dem Kind natürlich nicht möglich, vielleicht wird er deshalb auch von medizinischer Seite so wenig gefördert. Die Unempfindlichkeit für die Bedürfnisse des Kindes führen letztendlich in eine recht paradoxe Situation. Auf der einen Seite wird medizinisch alles getan, um die Risiken für das Kind zu verringern: vielfältige Testserien sorgen von der Schwangerschaft bis zur Geburt für einen möglichst kontrollierten Verlauf, in der «Gefahrensituationen» frühzeitig erkannt werden können. Andererseits führen gerade diese Testserien und Kontrollen dazu, daß die Schwangere ihrer Intuition und ihrem Wissen ihrem Kind gegenüber entfremdet wird. Das Kind wird so ein Objekt der Beobachtung, dem keine eigenständige Mithilfe zugetraut wird, die Mutter ist gleichsam auf ihre Körperfunktionen reduziert und agiert bestenfalls als passive «Gebärmutter». Eine solche Sichtweise öffnet aber in der Folge die Türen für weitaus invasivere Einflußmethoden der Medizin auf die Fortpflanzung.

Anmerkungen

1 Näheres dazu siehe: de Jong, Theresia M./Kemmler, Gabriele: *Kaiserschnitt – Narben an Seele und Bauch,* Frankfurt 1997 (2. Aufl.).

2 vergl. English, Jane: *Being Born Cesarian: Physical and Psychological Aspects,* in: Intern. J. of Prenatal and Perinatal Psychology and Medicine, Vol. 6, 1994, Nr. 3. Ausführlich auch beschrieben in: de Jong, Theresia Maria, und Kemmler, Gabriele: *Kaiserschnitt – Narben an Seele und Bauch,* Frankfurt 1997 (2. Aufl.).

3 Sie beschreibt diese Übungen in dem Artikel: Hurst-Prager, Christina: *Prenatal Bonding,* in: T. Blum (Hg.): Prenatal Perception and Bonding, Berlin 1993.

4 Breinholst, Willy: *Hallo, hier bin ich!*, Bergisch-Gladbach, 1973.

Mit Dir gehen

Du bist immer bei mir.
Egal, wo ich gerade gehe oder bleibe. Wo ich spreche und schweige.
Von Dir kommt noch keine Antwort. Jedenfalls nicht in Worten, den üblichen, gewohnten Worten.
Oder doch?
Ist die Antwort in meinem Gesicht, in meiner Stimme, meinem Lachen und meinem Weinen? In meiner Angst oder meinem Mut.
Achtsamkeit: es ist, als spürte ich die Luft prickelnd auf meiner Haut... feiner und intensiver auch.
Da ist noch jemand außer mir.
Verantwortung.
Was tue ich damit?
Leben und leben lassen.
Nur – Du kannst Dich nicht wehren. Du mußt das tun, was ich auch tue.
Nur verschwinden, mit Blut und ohne einen Laut, so wie Du in mich gekommen bist.
Alles ist doppelt.
Ich bin zwei.
Wenn ich gehe, so wiege ich mich.
Wenn ich hastig laufe, wenn ich zucke oder alles von mir strecke.
Wenn ich an der Seite des Geliebten kauere oder mich ganz fest an ihn lehne, weil ich mehr Halt brauche, zu zweit.
Wenn ich tanze, bin ich zwei.
Wenn ich singe, singe ich ein Lied für zwei.
Wenn ich über meinen Körper fahre, streichle ich Dich auch.
Weine ich, so... weinst Du manchmal, mein Liebes...?
Wenn ich etwas verteidige, so verteidige ich nicht nur mich.
Du atmest gerade mein Blut, und die Frage nach dem Sinn des Seins stelle ich nicht mehr. Sie hat sich erübrigt.
Der silberne Mond draußen ist heute voll geworden.
Satt und rund.
Ich lehne mein Gesicht in seinen Schein.

5. Schwangerschaft heute – ein Risikozustand?

Im heutigen Modell der Schwangerschaftsbetreuung sind Schwangere nicht mehr «guter Hoffnung». Unzählige Kontrolluntersuchungen vermitteln zwar vordergründig das Gefühl von Sicherheit und Machbarkeit. Was aber ist, wenn eine «kleine Unregelmäßigkeit» entdeckt wird? Das setzt eine Angstspirale in Gang, an deren Ende nicht selten die operative Beendigung der Schwangerschaft steht. Was dabei nur selten beachtet wird, ist eine Vermutung, die inzwischen selbst immer mehr Geburtshelfer selbstkritisch äußern: Durch die Störung der intuitiven Mutter-Kind-Beziehung in der Schwangerschaft schafft sich unser medizinisches Überwachungsmodell Gefahren, die nicht von der Mutter oder vom Kind ausgehen, sondern die systemimmanent sind.

Die Sozialwissenschaftlerin Dr. Eva Schindele beobachtete eine Entfremdung zwischen Mutter und Kind, die sich um so mehr ausprägt, je mehr Tests zur Verfügung stehen: «Frauen verknüpfen oft hohe Erwartungen mit dem Besuch beim Gynäkologen: Er ist es, der ihnen ein gesundes Kind zu garantieren scheint – natürlich nur, wenn sie, die Frauen, sich in seine Obhut begeben.»[1]

Dabei wird von Medizinerseite immer wieder beteuert: Schwangerschaft ist keine Krankheit, sondern ein natürlicher Lebensprozeß. Trotzdem erscheint es ihnen folgerichtig, diesen Lebensabschnitt immer sorgfältiger und intensiver nach Normabweichungen und krankhaften Veränderungen hin zu durchleuchten. Inzwischen hält der «Mutterpaß» 52 Risikokriterien bereit, die allesamt eine engmaschige Überwachung der Frau rechtfertigen. In den letzten zwanzig Jahren haben die ärztlichen

Leistungen rund um Schwangerschaft und Geburt um 500 Prozent zugenommen. Mit der Diagnose «risikoschwanger» müssen heute zwischen 40 und 70 Prozent (je nach Bundesland und Stadt) aller Schwangeren zurechtkommen. Die Einstufung als Risikoschwangere kann für Frauen, die mit der Grenzerfahrung Schwangerschaft erst einmal seelisch ins reine kommen müssen und für die eine Neudefinition ihres Selbstbildes ansteht – von Frau zur Mutter –, fatale Folgen haben. Angst und Panik sind nie gute Begleiter, in der Schwangerschaft erst recht nicht. Selbst die kleinste diagnostizierte Unregelmäßigkeit – und sei sie so «harmlos» wie der gemurmelte Halbsatz beim Ultraschall: «Der Kopf ist aber ziemlich groß» – schraubt die Angst-Kontrolle-Spirale in die Höhe: «Das müssen wir im Auge behalten, vielleicht lassen Sie sich mal im Krankenhaus untersuchen, die haben ein noch besseres Ultraschallgerät.» Schon hat sich die Angst bei der Frau eingenistet und beeinträchtigt das Gefühl für ihr Kind und ihren Körper: «Dies kann zu einem neuen Risikofaktor in der Schwangerschaft werden, das heißt, die risikoorientierte Schwangerenvorsorge kann Gefahren nicht nur in sehr seltenen Fällen abwenden, sondern sie erzeugt durch ihre Haltung gegenüber Schwangeren selbst Risiken», so Schindele.[2] Viele Schwangere werden allerdings «umsonst» beunruhigt, denn die Fehlerquote bei Testergebnissen liegt hoch.

«Wer suchet, der findet auch», diese Volksweisheit läßt sich leider auch auf die Perinataldiagnostik anwenden. Je mehr Tests, desto mehr Risikoschwangere. Auch die zunehmende Dichte der Arztpraxen treibt die Risikoschwangerschaften und Geburtskomplikationen in die Höhe, wie Untersuchungen aus dem Saarland belegen. Dahinter stehen nicht selten handfeste wirtschaftliche Gründe, denn erst technische Leistungen lassen beim Arzt die Kasse klingeln.

Lohnenswert ist ein Vergleich mit unseren Nachbarländern. Beispielsweise beträgt die Rate der Risikoschwangerschaften in Holland nur 20 Prozent – landesweit. Auch aus skandinavischen Ländern sind ähnlich niedrige Zahlen bekannt. Auffällig ist dort, daß sich das System der Schwangerenvorsorge deutlich vom deutschen unterscheidet. In Holland leisten Hebammen die Schwangerenversorgung, nur in begründeten Ausnahmen wird ein Arzt hinzugezogen. Kontinuität wird großgeschrieben. Dieselbe Hebamme, die eine Schwangere durch die Schwangerschaft begleitet hat, übernimmt auch die Betreuung unter der Geburt – bei 30 Prozent der Geburten sogar zu Hause. All dies ist dort selbstverständlich, und die Säuglingssterblichkeitsraten – die deutsche GynäkologInnen stets als Grund für die zahlreichen «Check-ups» angeben – sind dort nicht höher als bei uns.

Ist es in Deutschland denn gefährlicher ein Kind zu bekommen als in Holland? Oder ist es vielleicht gar «sicherer», weil GynäkologInnen «aufpassen», daß nichts passieren kann? Christine Wischer, Bremer Senatorin für Frauen, Gesundheit, Jugend, Soziales und Umweltschutz, sieht die Sicherheitsversprechen der Ärzte als zweischneidiges Schwert: «Durch vorgeburtliche Diagnostik wird heute oft die Erwartung geweckt, daß durch sie so etwas wie die Garantie für ein gesundes Kind gegeben wird. Die Natur wird zunehmend als Handicap gesehen, von dem wir uns mit Hilfe medizinischer Technologien befreien können. Doch dies ist ein Trugschluß. Denn trotz ausgereifter medizinischer Diagnostik in der Schwangerenvorsorge klafft nach wie vor eine große Lücke zwischen diagnostizierbaren Störungen und Erkrankungen und den Möglichkeiten, diese überhaupt zu behandeln.»[3] Beispiel Erbkrankheiten. Jeder Frau über 35 Jahren wird heute von ihrem Frauenarzt empfohlen, ihr Baby durch eine Fruchtwasserentnahme auf ein mögliches Down-Syndrom (auch Trisomie 21 genannt, früher mit dem Begriff Mongolismus beschrieben) durchchecken zu lassen; so steht es in den Mutterschaftsrichtlinien. Noch in den siebziger Jahren war das anders. Damals weigerten sich viele Gynäkologen sogar, diese Untersuchung anzubieten, da sie damals davon überzeugt waren, daß ein genetischer Check-up von Feten unethisch sei. Erst durch Einflußnahme seitens der HumangenetikerInnen wurde der Hinweis auf die Fruchtwasseruntersuchung in die Mutterschaftsrichtlinien aufgenommen. Inzwischen wird dieser Eingriff fast routinemäßig durchgeführt, teilweise auch deshalb, weil Frauen meinen, dadurch besonders verantwortungsvoll zu handeln. Prävention hat allerdings Konsequenzen, die nicht sogleich ersichtlich sind, wie die Theologin Margaretha Kurmann beschreibt: «Prävention als frühzeitige Verhinderung von Krankheit und Behinderung erscheint unverdächtig: Prävention kann doch nur gut sein! Aber Prävention ist geknüpft an die Vorstellungen von Gesundheit einerseits und Behinderung andererseits. Somit ist Prävention immer neben Hilfe auch soziale Kontrolle. Mit vorgeburtlicher Diagnostik wird – präventiv – die Leibesfrucht und damit die schwangere Frau kontrolliert und an Normalität angepaßt.»[4]

Die wenigsten Frauen wissen, daß durch eine Fruchtwasseruntersuchung die Gefahr, ihr (gesundes) Kind zu verlieren, statistisch höher liegt (nämlich 1:100) als das Risiko, tatsächlich ein Kind mit Down-Syndrom zu gebären (hier liegt das statistische Risiko – für Frauen mit 35 Jahren – bei 1:386). Die Entscheidung für oder gegen den Test ist jedoch u. a. deshalb so schwer, weil die gesellschaftliche Schuldzuweisung für ein behindertes Kind bei der Mutter liegt, die einen solchen Test nicht machen ließ. Frauen mit behinderten Kindern sind inzwischen «selbst dran schuld». Die Meinung: «Heute braucht man doch kein behindertes Kind mehr zu bekommen» ist keine Seltenheit mehr. Zunehmend erleben Frauen den sozialen Druck, der sie zu einer Fruchtwasseruntersuchung drängt, als unangenehm. Aus ihrer Beratertätigkeit bei Cara, einer Beratungsstelle zur vorgeburtlichen Diagnostik in Bremen, weiß Margaretha Kurmann, daß Frauen mit der Entscheidung zum genetischen Check-up letztendlich allein gelassen werden: «Frauen bringen in der Beratung immer wieder ein, wie sie von ihrem sozialen Umfeld – und das sind du und ich – zur Inanspruchnahme der Fruchtwasseruntersuchung gedrängt werden. Es wird an ihre Vernunft appelliert, Ängste vor einer ungewissen Zukunft geweckt oder einfach gutmütig deutlich gemacht: ‹Das mußt du aber selbst wissen.› Nicht nur die werdenden Mütter wünschen sich pflegeleichte Kinder, die Menschen im sozialen Umfeld der Frauen – werdende Väter, Freundinnen, ArbeitskollegInnen etc. – wünschen sich ebenfalls pflegeleichte Mütter.»[5]

Selbst die beste Diagnostik kann kein Down-Syndrom geschädigtes Kind heilen. Der einzige Ausweg – von dem ÄrztInnen meist wie selbstverständlich ausgehen – ist die Abtreibung. Allerdings kann eine relativ zuverlässige Amniozentese (Fruchtwasseruntersuchung) erst in der 15.–18. Schwangerschaftswoche durchgeführt werden. Nach der Untersuchung dauert es wiederum 2 bis 4 Wochen, bis die Ergebnisse vorliegen. In dieser Zeit ist die psychische Belastung der Frau hoch, und die Mutter-Kind-Beziehung kann gestört werden, da sich Frauen als Schutzreaktion gedanklich erst dann voll auf ihr Kind einstellen wollen, wenn sie sicher sind, daß es gesund ist und sie es wirklich austragen werden. Dabei darf nicht vergessen werden, daß hierbei überhaupt nur ein relativ geringer Prozentsatz angeborener Fehlbildungen erkannt werden kann. Was aber ist, wenn tatsächlich ein Chromosomenschaden diagnostiziert wird? In einigen Fällen kann dann die Schwangerschaft schon bis zur 22. bis 24. Woche fortgeschritten sein. Ein Abbruch in diesem späten Stadium ist besonders problematisch, denn das Kind ist bereits lebensfähig. Das heißt, Kinder, die in diesem Alter zu früh zur Welt kommen, würden unter «normalen» Umständen intensivmedizinisch von Neonatologen versorgt. Um diesen «Komplikationen» aus dem Weg zu gehen, wird inzwischen auch in einigen deutschen Kliniken das behinderte Kind noch im Mutterleib durch eine Spritze getötet, um dann als Totgeburt (denn es handelt sich bereits um eine Geburt, die durch wehenfördernde Mittel eingeleitet wird) in die Statistik einzugehen. Dieser Fetozid ist nach der Neuregelung des Paragraphen 218 als «medizinische Indikation» zu rechtfertigen (bei der die zeitliche Begrenzung wegfällt), wenn auch in einer gewissen rechtlichen Grauzone. Da aufgrund des Zeitdrucks die Entscheidung zur Beendigung der Schwangerschaft meist innerhalb weniger Tage gefällt werden muß, stehen Frauen nach dem Eingriff «vor dem

Nichts». Oft hatten sie weder vor noch nach dem Eingriff die Möglichkeit, eine psychosoziale Beratung in Anspruch zu nehmen. Aus einer Routineuntersuchung ist plötzlich ein Alptraum geworden, auf den weder Frau noch Partner vorbereitet waren.

Aus diesem Grund empfehlen Humangenetiker eine umfassende vorhergehende Beratung über Ziel und Zweck der Fruchtwasseruntersuchung. So auch die Humangenetikerin Prof. Dr. med. Sabine Stengel-Rutkowski vom Institut für Soziale Pädiatrie und Jugendmedizin in München: «Man muß, bevor man es tut, mit den Eltern reden. Wenn man da spart, kann es wegen der Konsequenzen sehr gefährlich werden. Die Amniozentese ist keineswegs eine selbstverständliche Vorsorgeuntersuchung. Und da fehlt es bei den Gynäkologen häufig an sensitiver Aufklärung über die Methode. Eltern müssen in der Lage sein, frei zu entscheiden und deshalb auch sagen zu können: ‹Nein danke, ich möchte keine Untersuchung.› Wenn da ein stillschweigender Konsens entsteht, daß wir alle sowieso wissen, was richtig ist, dann ist das ein Zeichen, um sehr hellhörig zu sein über den Gebrauch der Methode, denn dann ist es schon fast ein Mißbrauch. Das geht sehr nahe an die Eugenik heran.»[6]

Letztendlich müsse sich das gesellschaftliche Verständnis von Behinderung ändern, so Stengel-Rutkowski. Eine Integration behinderter Kinder in unserem Leben sei der beste Schutz vor Abtreibung. Erst dann habe eine Frau die Perspektive, sich wirklich frei für oder gegen eine Diagnose zu entscheiden.

Entscheidungen sind aber auch schon bei viel «harmloser» erscheinenden Vorsorgeuntersuchungen angebracht. Selbst der heute so beliebte und allumfassend eingesetzte Ultraschall ist nicht unumstritten. In der Schweiz wird ein Vorsorge-Ultraschall in einer gesunden Schwangerschaft seit 1996 von der Krankenkassen-Grundversorgung nicht mehr bezahlt. Lediglich bei konkreten Schwangerschaftsproblemen wird der Ultraschall eingesetzt. Hintergrund dieser Entscheidung war unter anderem, daß sich der Nutzen des Routine-Ultraschalls wissenschaftlich nicht belegen ließ. Anhand einer Metaanalyse von fünf randomisierten Studien an insgesamt über 30 000 Schwangerschaften konnte nachgewiesen werden, daß die Anzahl von gesunden Neugeborenen sowie die Anzahl von Babys mit Gesundheitsproblemen und die Zahl notwendiger Intensivbehandlungen sowohl mit als auch ohne Routine-Ultraschall gleich waren. Die Wissenschaftler zogen aus diesem Ergebnis den Schluß, daß ein Verzicht auf den Routine-Ultraschall für Mutter und Kind kein gesundheitliches Risiko bedeute.[7] Ein australisches Forscherteam unter der Leitung von John Newnham stellte sogar eine Korrelation zwischen häufiger «Beschallung» (fünfmal und häufiger) eines Föten und einem niedrigeren Geburtsgewicht fest, was Hinweise auf Wachstumsstörugen im Mutterleib gibt. Bewiesen ist deshalb eine Schädlichkeit des Ultraschalls nicht, allerdings gibt der Arzt und ehemalige WHO-Repräsentant Marsden Wagner zu bedenken, daß es auch 50 Jahre gedauert habe, ehe die Schäden von Röntgenstrahlen nachgewiesen werden konnten.

Trotz gelegentlicher Warnungen ist der Ultraschall heute aus einer regulären Schwangerschaftsbetreuung fast nicht mehr wegzudenken. Schindele verweist auf den Volksbelustigungscharakter, den Ultraschallbilder haben können: «Der Ultraschall gehört heute zum Schwangersein wie früher das Mützenhäkeln oder das Jäckchenstricken. Im Geburtsvorbereitungskurs und im Freundeskreis werden die Bildchen herumgezeigt. Besonders toll ist es natürlich, ein Video von seinem Kind zu haben.»[8]

Abgesehen von der Gefahr der Fehlinterpretation (nicht selten wird aufgrund eines Ultraschallverdachts auf kindliche Erkrankungen die Geburt eingeleitet, oder es wird ein vorzeitiger Kaiserschnitt gemacht, der sich im Nachhinein – also nach der Geburt – als falsch erweist) ändert die Ultraschallpraxis sowohl die innere Beziehung von Mutter und Kind, aber auch von Arzt und Patientin. Der Arzt ist nicht mehr auf Schilderungen seiner Patientin angewiesen, er kann selbst nachschauen: «Die ‹ärztliche Orientierung› erfolgt anhand des ‹objektiven› Monitorbildes, das den Embryo sichtbar macht und zugleich die Frau aus dem Blick des Betrachters verschwinden läßt», kritisiert Schindele. Damit verbunden wird die Machtposition des Arztes gestärkt, während sich die Distanz zur Patientin vergrößert, die mehr und mehr in die Rolle einer Datenlieferantin gedrängt wird. In dem Maße, in dem ihren subjektiven Empfindungen bei der ärztlichen Vorsorge ein immer geringerer Wert beigemessen wird (die ärztliche Frage: «Wie geht's Ihnen denn?» ist nur mehr reine Begrüßungsfloskel und wird auch als solche empfunden), traut sie auch selbst immer weniger dem, was sie spürt. Erst der Blick auf den Monitor bringt (vermeintliches) Wissen. Verloren geht dabei unter Umständen die innere Verbundenheit zwischen Mutter und Kind.

Aus ethnomedizinischer Sicht wird beklagt, daß die medizinischen Untersuchungsprozeduren in unserer Gesellschaft an die Stelle schwangerschafts- und geburtsbegleitender Rituale und Bewußtseinsinhalte, wie sie aus traditionellen Kulturen bekannt sind, getreten sind. Der Arzt Ulrich Geibel-Neuberger widmete seine Forschung diesem Thema und kommt dabei zu dem Schluß: «Das Medizinsystem übernimmt als Teil unserer Kultur die Regie in diesem Prozeß des Elternwerdens. Aus seinem medizinischen Blickwinkel heraus bewertet es das ganze Geschehen, verteilt aktive und passive Rollen, legt fest, wer Akteur und wer Zuschauer ist. Dabei wird verkannt, daß der Familien- und Freundeskreis für die Interaktion mit dem Kind auf Dauer von unvergleichlich größerer Bedeutung als das Medizinsystem ist.»[9]

Es gibt aber andere Wege der Schwangerenvorsorge, die psychosoziale Faktoren der Schwangeren stärker berücksichtigen.

Plazenta

Sie nennen es *Plazenta.*

Diesen Strom, der ins Meer fließt. Mein fruchtiges, nährendes Meer.

Dein Vater versenkt es gerade in der Erde. Nein, es soll nicht versickern, ein Baum soll darauf wachsen.

Plazenta.

Ich hätte sie fragen können; nach dem Geschmack meines Innern, nach dem Pochen des Blutes oder wie sich mein Herzschlag von innen angehört hat. Ich konnte sie fragen nach dem Gefühl des Schwimmens, das Du wohl hattest, nach der Farbe der Wellen, die das Fruchtwasser schlug.

Vielleicht werde ich Dich noch einmal fragen:

Später, wenn Du gehst, wenn Du Regentropfen auf Deiner Haut spürst, beim ersten Kuß, von dem Du mir erzählen wirst, oder auch nicht erzählen wirst... wenn ich Dich getröstet haben werde von Deinen kindlichen Alpträumen... nur ich werde den Schlüssel haben für den Trost.

Du hast mich von innen gesehen, vielleicht mehr gesehen, als ich wollte... jede Faser, jede Träne, jedes Lächeln hast Du von mir erfahren, jeden unbewußten Fluch, den ich in Minuten des Schmerzes an Dich gesandt habe.

Jedes Lied, das ich summte, das Entzücken beim Anblick des nächtlichen Sternenhimmels oder eines Falters, der von Blüte zu Blüte fliegt.

Jetzt liegst Du in meinen Armen und saugst an der Brust. Es kitzelt angenehm, und ich schließe die Augen, um dieses letzte körperliche Band zu genießen. Draußen, außerhalb unserer Körper, die sich aneinanderschmiegen, fallen die Blätter von einem späten Sommer in einen frühen Herbst.

Dein Vater steht im Garten.

Er hält ein blutiges Bündel in der Hand, das er in der Erde vergräbt.

Sie nennen es Plazenta.

5.1 Hebammenbetreuung in der Schwangerschaft

Ähnlich wie in Holland haben sich inzwischen auch in Deutschland Hebammenpraxen gegründet, die Frauen eine kontinuierliche Vorsorge und Geburt (zu Hause oder in einem Geburtshaus) ermöglichen. Die Hebammenpraxis Bremen war 1988 eine der ersten bundesweit, die diesen Weg beschritten hat. Kernstück des Konzepts ist der Dialog zwischen Hebamme und Frau beziehungsweise Paar. Dazu gehört das Wahrnehmen der schwangeren Frau in ihrem individuellen Prozeß und sozialem Gefüge. «Damit liegt unserer Arbeit das Verständnis zugrunde, daß Schwangerschaft zunächst einmal ein völlig normaler weiblicher Lebensprozeß ist, in dem eine Frau zur Mutter und ein Fötus zum Kind heranwächst», erklärt Gründungsmitglied Anne Wallheinke.[10] «Bei diesem Verständnis ist das Risiko die Ausnahme. Risiko ist zwar eine Möglichkeit, jedoch nicht unsere Grundannahme. Wir negieren nicht den medizinischen Aspekt der Schwangerschaft (es werden alle Untersuchungen laut Mutterschaftsrichtlinien angeboten), orientieren uns jedoch in erster Linie am Befinden der Frau. Gleichzeitig fördert dies die Eigenverantwortlichkeit der schwangeren Frauen in ihrer Selbstwahrnehmung und läßt sie mündig. Dadurch haben wir bedeutend weniger Risikoschwangere und Frühgeburtsbestrebungen.» Die Hebammenpraxis bietet Wege an, keine vorgefertigten Lösungen. Sie sehen sich selbst als Vermittlerinnen und geben Hilfestellung im Erkennen des eigenen Potentials zwischen wirklichen Bedürfnissen und medizinischer Notwendigkeit.

Allerdings kommt es in der Praxis immer wieder zu sogenannten «Autoritätskonflikten». Denn eine Schwangere muß sich prinzipiell entscheiden zwischen einer Hebammenbegleitung und dem gängigen, ärztezentrierten, medizinischen Vorsorgeprinzip. Allerdings arbeitet die Hebammenpraxis mit ausgewählten Gynäkologen zusammen, und es besteht die Möglichkeit, sich im Wechsel von Gynäkologe und Hebamme untersuchen zu lassen.

Anne Wallheinke weiß aber auch, daß es Schwangeren nicht immer leichtfällt, Vertrauen in ein anderes Versorgungsmodell zu entwickeln, weil das medizinische Modell in Deutschland seit Generationen fest etabliert und Norm ist: «In ihrem sozialen Umfeld wird die Schwangere zwangsläufig mit dieser Unterschiedlichkeit konfrontiert, was sie wieder zurückwerfen kann auf das Bedürfnis nach maximaler Sicherheit, den Wunsch, sich aus der Hand zu geben, einer höheren Instanz sich zu überlassen, den Wunsch nach Kontrolle des eigenen Seins und für gut befunden werden wollen.» Letztendlich muß jede Frau für sich entscheiden, wobei sie sich selbst sicher fühlt, denn Vertrauen und Sicherheit sind wesentliche Faktoren für eine komplikationsfreie Schwangerschaft und Geburt.

5.2 Was kann bei Risikoschwangerschaften getan werden?

Auch wenn die Definition einer Risikoschwangerschaft umstritten ist, wenn heute viel zu schnell eine Schwangerschaft mit dem Terminus des Risikos versehen wird, so kann es natürlich tatsächlich zu einer Risikoschwangerschaft kommen. Frühzeitige Wehenbestrebungen sind ein Beispiel. Eine ausschließlich medikamentöse Behandlung (durch wehenhemmende Medikamente beispielsweise) führt leider nur selten zum Erfolg. Selbst «Hardliner» der Schulmedizin suchen inzwischen händeringend nach alternativen Behandlungsweisen. Solche sind möglich, wenn sich der behandelnde Gynäkologe auf die individuelle Situation der Schwangeren einläßt. So können die Ursachen aufgedeckt werden, die letztendlich zu vorzeitigen Wehen geführt haben. Positive Erfahrungen mit eingehenden Gesprächen zur Ursachenforschung hat die Hamburger Gynäkologin Christine Schulz-Züllich in den letzten Jahren gemacht.[11] Bereits während ihrer Zeit als Assistenzärztin an einer Großklinik nahm sie sich die Zeit, mit betroffenen Frauen zu sprechen. Sie fand dabei heraus, daß die Einlieferung in die Kinik nicht die «Ruhe und Entspannung» brachte, die von Ärzten mit als Grund für die Einweisung angeführt wurde: «So fanden wir heraus, daß im Durchschnitt 63mal in 24 Stunden jemand ins Zimmer kam, um Essen, Medikamente zu bringen, Putzdienste zu verrichten, Visiten zu absolvieren, zum CTG abzuholen, Besuche et cetera. Von Ruhegefühl sprechen diese Frauen nicht. Dazu kam der extrem verschobene Kliniktagesablauf (Wecken 5:30), der einen normal lebenden und arbeitenden Menschen schon allein völlig aus dem Rhythmus bringen kann.»[12] Auch der Gedanke, was zu Hause wohl alles schieflaufen könnte, trug zu einer eher gesteigerten Unruhe bei, die zusätzlich von der Wirkung des Medikaments *Partusisten* (das Wehen mindern soll, allerdings nicht die gewünschten Erfolge liefert und zudem schwere Nebenwirkungen hat) noch verstärkt wurde. Die Antwort darauf hieß zu häufig: Valium – was natürlich die Sorgen nicht aus der Welt schaffte.

In langen Gesprächen berichteten schwangere Frauen Christine Schulz-Züllich immer wieder von einem Gefühl des ZUVIEL. Zuviel Arbeit, zuviel Streß, zu wenig Entlastung und Rücksichtnahme auf ihren Zustand als Schwangere, hohe Belastung durch Kinderbetreuung, Ängste vor der Geburt, zu hohe Erwartungshaltungen an sich selbst (nicht alles so zu schaffen, wie es von ihr erwartet wurde), partnerschaftliche Konflikte oder auch ein Umzug in eine größere Wohnung. Es können also ganz unterschiedliche Situationen sein, die dazu führen können, daß alles zuviel wird. Werden diese Gefühle über einen längeren Zeitraum hin verdrängt, können sie nicht artikuliert werden und wird nichts unternommen, um die belastende Situation zu entschärfen, kann es vorkommen, daß der Körper darauf reagiert, im Falle einer Schwangerschaft beispielsweise mit vorzeitigen Wehen.

An dieser Stelle kann das Gespräch ansetzen. Grundvoraussetzung dabei ist eine mutmachende Haltung. Angstmachende Diagnosen vergrößern die Anspannung und tragen nicht zu einer Verbesserung der Situation bei. Christine Schulz-Züllich ermutigt Schwangere, mit sich selbst (wieder) körperlichen Kontakt aufzunehmen, wieder ein Gefühl für sich selbst und ihr Kind zu bekommen. Dieses Feedback auch wirklich zuzulassen. Sie müssen merken, wo ihre ganz persönlichen Grenzen der Belastbarkeit sind. Schulz-Züllich bringt all ihren schwangeren Patientinnen bei, schon die ersten Wehenbestrebungen auch als solche zu erkennen. Erste Wehen müssen nicht weh tun, wie meist angenommen wird, sondern bereits ein stark gehärteter Bauch kann ein erstes Anzeichen sein. Ein frühzeitiges Erkennen der ersten Wehen ist ein wichtiges Kriterium, um rechtzeitig darauf reagieren zu können. Dies bestätigt die Erfahrung, die Martina in ihrer ersten Schwangerschaft gemacht hat:

«Ich kam – so ungefähr im sechsten Monat – stark bepackt vom Einkaufen und sah in einiger Entfernung meine Straßenbahn stehen. Da ich bei dem kalten Wetter keine Lust hatte, auf die nächste zu warten, legte ich einen kurzen, schnellen Spurt ein, um diese Straßenbahn noch zu erreichen. Schon in der Straßenbahn bemerkte ich ein leichtes Ziehen im Unterbauch, das sich auch zu Hause nicht legte. Ich wußte sofort, daß mir dieser Endspurt nicht gutgetan hatte, aber die Reue kam etwas spät. Bald fühlte sich mein Bauch so hart an wie ein Fußball. Aus meiner Lektüre der Schwangerschaftsbücher wußte ich: vorzeitige Wehen. Nach dem ersten Schrecken besann ich mich jedoch. ‹Jetzt keine Panik, so schlimm kann es nicht sein, was du jetzt brauchst, ist Ruhe.› Ich packte mich also für das gesamte Wochenende aufs Sofa, schön warm eingemummelt, und streichelte meinen Bauch ganz sanft. Ich begann, mit meinem Kind zu sprechen und ihm zu erklären, daß ich einfach zu schnell gelaufen wäre und daß ich gerne möchte, daß es noch länger bei mir bleibt. Ja daß es sogar wichtig wäre, daß es noch bleibt. Ich habe ihm versichert, daß ich in Zukunft nicht mehr so unvorsichtig sein werde und es sich wieder entspannen könne. Auch mein Mann streichelte meinen Bauch und erklärte dem Kind, daß wieder alles in Ordnung wäre. Und so war es schließlich auch, schon am Montag war der Bauch wieder weich. Ich merkte allerdings danach immer sehr schnell die ersten Zeichen von

Überlastung, denn dann verspannte sich mein Bauch, und es erinnerte mich immer ein wenig an das auf dem Sofa verbrachte Wochenende. Ich habe dann immer prompt mit einer Zurücknahme reagiert, indem ich einfach Termine abgesagt oder verschoben habe. Meine Gesundheit und die meines Kindes waren einfach wichtiger. Aaron kam dann zur rechten Zeit – zwar 10 Tage vor dem errechneten ‹Termin›, aber das ist ja ganz normal.»

Kommt eine Frau zu Christine Schulz-Züllich in die Praxis mit den Anzeichen erster Wehen und bestätigt sich der Verdacht, so ist dies für die Frauen zunächst einmal die Bestätigung, daß sie ihrer eigenen Wahrnehmung trauen können. Die Gynäkologin fragt dann ganz gezielt nach den möglichen Gründen für die Überlastung und überlegt gemeinsam mit der Schwangeren, auf welche Weise Erleichterung geschaffen werden kann: «Nicht ich bin Expertin und diejenige, die weiß, wie es läuft und gemacht werden soll, sondern wir machen es gemeinsam. Damit übernimmt die Frau auch wieder Verantwortung für sich selbst. Die Mitverantwortlichkeit und vor allem die **Veränderbarkeit** sind die wichtigsten Mittel, um die Ruhe wiederherzustellen.»[13] Selbst wenn Medikamente notwendig werden, so kann die Frau – nach genauer Absprache und Einweisung mit der Gynäkologin – selbst über die Dosierung entscheiden. «Die Ichstärkung statt Fremdbestimmung über das, was für sie gut ist, führt sie wieder zu sich selbst. Sie kann nach der Irritation durch die Diagnose ‹vorzeitiger Wehenbeginn› selber oder mit Hilfe herausbekommen, in welcher Konfliktlage sie sich befindet und ... den Konflikt rauslassen, dann können die Wehen – der Schmerz – deutlich nachlassen. (...) Das oft verschüttete, weggedrückte Körpergefühl hat so eine gute Chance, in dem Prozeß zwischen Mutter, Uterus und Kind wieder erlebt und wieder belebt zu werden.»[14]

Die Betonung in der Schwangerschaftsbegleitung, so Schulz-Züllich, sollte auf der Normalität, nicht auf der Pathologie liegen. Lob ist wichtig. Aufbauen, anstatt zusätzliche Sorgen bereiten. Die Vorfreude auf das Kind, das entsteht, sollte nicht aus medizinischen Gründen durch Angst verdorben werden.

Mütter, die während der Schwangerschaft einen engen körperlichen Kontakt mit ihrem Kind gepflegt haben, erkennen natürlich viel eher, wenn mal etwas nicht so optimal läuft. Sie haben dann aber viel leichter und früher (!) die Möglichkeit, etwas für eine Normalisierung zu tun. Und auch hierbei gilt: Wird das Kind als aktiver Partner mit einbezogen (wie es bei dem Beispiel von Martina geschah), unterstützt das die Wende zum Besseren deutlich.

Schulz-Züllichs Konzept scheint sich zu bewähren; von 650 Schwangerschaften, die sie in den letzten Jahren in ihrer Praxis betreut hat, gab es nahezu keine Frühgeburten vor der 37. Woche.

Manchmal habe ich Angst

Manchmal habe ich Angst. Das ist ganz normal.
Vor den Schmerzen: Ich übe sie.
Vor den Mühen des Alltags: Sie gehen vorüber. Das Unbekannte bleibt dennoch.
Die fremde Frucht. Ich kenne ihn, und ich kenne mich. Nur das Dritte kenne ich nicht.
Du bist das Dritte. Natürlich war es Liebe, die Dich erschuf. Natürlich, daß er der Prinz ist und ich das Burgfräulein.
Das Dritte bleibt.
Der Bauer auf dem Schachbrett. Der Dämon in der Gruft der Burg, den man nur mühsam an die Kette gelegt hat. Er lebt.
Natürlich glaube ich an das Gute, ich kleide mich hell, ich bin hell, und Harmonie brauche ich so nötig wie die Luft zum Atmen.
Dennoch denke ich, wenn Du mal wieder Wellen unter meiner Bauchdecke schlägst, denke ich an die Kapitelle im mittleren Frankreich und ihre Figuren: lächelnde Fratzen, Engel mit Teufelsgesichtern... schöne nackte Leiber, wie die Liebe selbst...
So also sind die Gedanken der Angst.
Ich warte.
Ich warte und spüre nach. Ich versuche, die Schatten zu vertreiben, und weiß, daß kein Mensch ohne Schatten leben kann. Du bist ein Mensch. Du bist still jetzt, als würdest Du meinen Überlegungen lauschen.
Ein ganz lieber Mensch, bestimmt.
Ich wende mich ab von Deiner und meiner dunklen Seite und streichle Dich. Unterhalb meiner Brüste taucht ein dunkler Haarschopf auf, ich fühle ein Ohr, das lauscht nach Dir...
Ich schließe die Augen, fahre durch den Haarschopf und höre mein Herz ruhig schlagen...
Irgendwo in mir pocht noch ein weiteres Herz kleiner und schwächer... es wird noch pochen, wenn das meine längst aufgehört hat zu schlagen...
Manchmal habe ich Angst, aber nur manchmal...

1 Schindele, Eva: *Schwangerschaft. Zwischen ‹guter Hoffnung› und medizinischem Risiko*, Hamburg 1995.
2 ebenda.
3 Wischer, Christine: Begrüßungsrede auf der Fachtagung «Unter anderen Umständen. Mutter werden in **dieser** Gesellschaft», Bremen 1996. Zu beziehen über: Bremische Zentralstelle für die Verwirklichung der Gleichberechtigung der Frau.
4 Kurmann, Margaretha: *Wer will schon ein behindertes Kind?* Eugenische Tendenzen als Zwang zum gesunden Kind, in: Dokumentation der Fachtagung Unter anderen Umständen. Mutter werden in **dieser** Gesellschaft, Bremen 1997.
5 ebenda.
6 persönliches Interview.
7 Schmidt, Johannes G./Bucher, Heiner C. : *Der Nutzen des Routine-Ultraschalls in der Schwangerschaft* (Übers.), in: British Medical Journal, 1993, 307, S. 13–17.
8 Schindele, Eva: a. a. O.
9 Geibel-Neuberger, Ulrich W.: *Die soziokulturelle Einbettung von sechs sich entwickelnden Elternschaften bei der Geburt des ersten Kindes in der BRD aus ethnomedizinischer Sicht*, in: Schiefenhövel, Wulf et. al (Hg.): Gebären – Ethnomedizinische Perspektiven und neue Wege, Berlin, 1995.
10 Wallheinke, Anne: *Mutterschaft als selbstbestimmter Prozeß – Herausforderung für die Hebammen-Praxis,* in: Dokumentation der Fachtagung, «Unter anderen Umständen – Mutter werden in **dieser** Gesellschaft», Bremen 1997.
11 vgl: Schulz-Züllich, Christine: *Neue Wege im Umgang mit vorzeitigen Wehen in der geburtshilflichen Praxis,* in: Int. J. Prenatal and Perinatal Psychology and Medicine, Vol. 8 (1996), No. 2.
12 ebenda.
13 Interview.
14 ebenda.

6. Die Reise in ein unbekanntes Land – Schwangerschaft als Übergang

stell Dir vor, wie das Kind, das Du gerade erwartest, entstanden ist... aus welchen Augenblicken der Liebe... niemals wirst Du es genau wissen können, also hast Du alle Wünsche frei... wähle Dir ein Bild...

aus der umarmung

aus der umarmung
entschwand ein blütenblatt
in sommertagen ausgelegt
glüht es
schläft schließlich zu schnee
unter dem schlaf
schwamm vage noch
der traum von Deinem tiefsten Kuß

er ruht jetzt neben mir.

In der Schwangerschaft bereiten sich Frau und Mann darauf vor, Mutter und Vater zu werden. Neun Monate hat die Natur für diese Anpassungsleistung vorgesehen. Es ist ein Stadium des Werdens, des Übergangs: nicht mehr ganz das zu sein, was man einst war, aber auch noch nicht dort angekommen, was erst noch wird. Eine solche Schwellensituation ist mit den unterschiedlichsten Emotionen verbunden. Es kann sich die Trauer, das Abschiednehmen vom Bekannten mischen mit der Vorfreude auf das Neue, Frische, auf das Kind. Geradc in dieser offenen Zeit der Veränderung ist vieles möglich, was zu anderen, festeren Zeiten unmöglich wäre. Die Psychotherapeutin und Geburts-«Lehrerin» Benig Mauger aus Dublin betont den Ritus des Überwechselns oder der Initiation als wichtigen Bestandteil der Transformation. Dabei geht es um ein Absterben der alten Form und um die Entwicklung der Neugeburt oder eines neuen Lebens: «Bei der Schwangerschaft geschieht das auf mehreren Ebenen. Der Leib der Schwangeren verändert sich. Wenn ihre mädchenhafte Figur verschwindet und sich zu der mütterlichen wandelt, geht das Mädchen symbolisch unter, um als schwangere Mutter wieder zu erscheinen. Wie der Held im Mythos, der eine Niederlage erleiden und sich im übertragenen Sinn dem Tod überantworten muß, um wiedergeboren zu werden, so muß die Schwangere die Schwangerschaft und die Beschwernisse der Niederkunft auf sich nehmen, um als Mutter wiedergeboren zu werden.»[1]

Es ist jedoch von großer Wichtigkeit, wie sich diese Reise in ein neues Leben gestaltet und vollzieht, denn sie wird den weiteren Verlauf der Lebensreise sowohl von Mutter als auch Kind beeinflussen.

In der Schwangerschaft beginnt die Wandlung von Tochter zur Mutter. Biologische und psychische Faktoren gestalten den Übergang zur Mutterschaft. Dazu kommen soziale und kulturelle. So wird die eigene Familiengeschichte und die aktuelle persönliche Situation entscheidend dazu beitragen, wie eine Frau ihre Schwangerschaft erleben wird. Mauger: «Ihr persönliches Unbewußtes erweist sich als Tummelplatz der auf Schwangerschaft und Geburt bezogenen Mythen und Geschichten, wie sie von ihrer Mutter und Generationen von Müttern in ihrer Familie weitergegeben wurden. Von ihrer ‹Mutterimago› bekommt sie bewußte und unbewußte Bilder davon, was es heißt, Mutter zu sein. Sie hat pränatale Eindrükke von ihrer eigenen Geburt, die ein Echo der Gedanken und Gefühle ihrer Mutter sind, als diese mit ihr schwanger war.»[2]

Diese familienbezogene Speicherung von Erfahrungen und Gedanken werden besonders deutlich bei einer Beobachtung, von der mir viele Hebammen berichteten. Die Geburten von Mutter und Tochter, ja sogar von Großmutter und Enkelin ähneln sich oft bis in Details genau (insbesondere die ersten Geburten). Selbst wenn es heute (leider!) kaum noch ausgeprägte, bewußte Familienrituale für den Umgang mit Schwangerschaft und Geburt gibt, so scheint unbewußt noch viel mehr zum Thema Schwangerschaft und Geburt bei uns zu finden zu sein, als wir im allgemeinen meinen. Sich dieser inneren Prägungen bewußtzuwerden, ihnen nachzuspüren und für sich zu klären (möchte ich diese zum Teil auch belastenden Erfahrungen tatsächlich weitergeben, oder möchte ich etwas Neues beginnen, vielleicht möchte ich an alte Familienstärken – der Großmutter beispielsweise – wieder anknüpfen) könnte eine bereichernde Geburtsvorbereitung sein.

Benig Mauger geht – in der Tradition C. G. Jungs – noch einen Schritt weiter. Sie spricht vom kollektiven Unbewußten und dem Mutterarchetyp: «Der Mutterarchetyp wirkt auf die Psyche einer Frau ein in Träumen und Phantasien, in Symbolen, die in Momenten der Intuition und der inneren Einsicht auftauchen. Eine schwangere Frau gewinnt Zugang zu unbewußten Bildern, die ihr bis dahin verschlossen waren. Diese Bilder bereichern ihre Psyche und beeinflussen ihren Übergang zur Mutterschaft.»[3]

Nun sind es nicht nur innere Veränderungen, die die Zeit der Schwangerschaft beeinflussen. In der beruflichen Welt stehen für Schwangere zahlreiche Entscheidungen mit langreichenden Konsequenzen an. Auch wenn es gewisse rechtliche Rahmenbedingungen gibt wie Mutterschutz, Erziehungsurlaub, erweisen sie sich bei langem nicht als ausreichend. Noch immer ist eine Frau vor die Fragen gestellt: Was mache ich nach dem Mutterschutz? Muß ich den Beruf für einige Jahre aufgeben (oder möchte ich das vielleicht auch), oder gibt es Möglichkeiten, meinen Beruf zunächst halbtags oder zu Hause auszuüben? Beteiligt sich mein Mann am Erziehungsurlaub, oder bin ich ganz allein für die Erziehungsaufgabe zuständig?

Für Männer kann ein geteilter Erziehungsurlaub eine bereichernde Erfahrung sein, denn sie lernen dadurch, welch enorme Leistung die Betreuung eines Kleinkindes ist. Sie bekommen aber gleichzeitig einen ganz neuen, tieferen, emotionalen Zugang zu ihrem Kind. Diese intensive Vertiefung der Vater-Kind-Beziehung kann sich durchaus noch über Jahre positiv bemerkbar machen. Nicht zuletzt darin, daß Männer auf diese Weise die Möglichkeit haben, ihr Kind und seine Lebenswelt tatsächlich kennenzulernen. Viele Männer, die diese Möglichkeit in Anspruch genommen haben, möchten die Zeit nicht missen, selbst wenn sie beruflich mit großen Schwierigkeiten zu kämpfen hatten. So hatte beispielsweise der norddeutsche Pfarrer Benno Gliemann bereits im vierten Schwangerschaftsmonat seiner Frau öffentlich angekündigt, er wolle Erziehungsurlaub nehmen: «Durch die Gemeinde ging zunächst ein schriller Schrei der Empörung. Meine Kollegen waren ganz entgeistert, die Kirchenältesten waren vielfach überfordert mit der Situation. Viele befürchteten, ‹jetzt bricht alles zusammen›. Es war sogar strittig, ob ich im Pfarrhaus – als Dienstwohnung – weiterhin wohnen dürfe. Zuspruch bekam ich größtenteils von älteren Frauen, die sich eine solche Möglichkeit (Erziehungsurlaub für Männer) ebenso gewünscht hätten. Einige bestärkten mich in meinem Entschluß mit Bemerkungen: ‹Der lebt wenigstens auch, was er predigt.› Trotzdem war die Situation beruflich sicherlich alles andere als leicht. Privat, also ganz konkret in der Beziehung zu meiner Tochter, habe ich diesen Entschluß allerdings nie bereut und habe unsere gemeinsame Zeit sehr genossen. Inzwischen kann ich die Situation von Frauen mit Babys viel besser verstehen. Der Rollentausch hat mir also auch in der Beziehung zu meiner Frau viel gegeben. Ich war jetzt derjenige, der den Tag hauptsächlich zu Hause zugebracht hatte, und meine Frau kam mit den Geschichten aus dem prallen Leben. Ich merke aber ebenfalls, daß meine Tochter mich jetzt anders sieht. Ich kann (und darf) sie trösten, wenn sie hingefallen ist, etwas, was sonst nur meiner Frau vorbehalten war.»

Für die schwangere Frau ist dieser Zuspruch, der ganz konkrete Formen beeinhaltet, enorm wichtig. Sie weiß, sie steht in der Situation nicht allein da, sie kann sich – jetzt und später – auf Hilfe verlassen. Früher in der Großfamilie war eine Hilfe für werdende Mütter immer greifbar und in der Nähe. Heute bei der weitgehenden Vereinzelung – Großeltern leben nicht am selben Ort, oder sie sind selbst noch berufstätig – können sich Frauen in der Schwangerschaft sehr allein gelassen vorkommen. Die tatkräftige Unterstützung durch den Partner ist deshalb eine wesentliche Komponente für eine glückliche Schwangerschaft. Männer sollten sich dieser Aufgabe stellen, auch besonders im Hinblick auf das Wohlergehen ihres werdenden Kindes.

Tatsächlich tätige Verantwortung für ein Kind zu übernehmen kann natürlich anstrengend und entbehrungsreich sein. Es ist oftmals schwieriger, aktive Veränderungen im sozialen Umfeld vorzunehmen, damit die Situation für Mutter und Kind optimiert wird, als sich auf äußere Versprechungen auf ein gesundes Kind – wie sie von medizinischer Seite angeboten werden – zu verlassen. Allerdings ist es letztendlich sehr befriedigend, Verantwortung selbst zu übernehmen, wie es Gerda erlebt hat:

«Die Geburt meines ersten Sohnes endete mit einer Saugglocke. Vorausgegangen waren in 15 Stunden Wehen die üblichen technikbestimmten Eingriffe im Kreiskrankenhaus inklusive Wehentropf. Ich empfand die Geburt nicht als schön. Als ich dann das zweite Mal schwanger wurde, wußte ich zwar noch nicht genau, was ich wollte, aber ich wußte ziemlich genau, was ich nicht mehr wollte. Schließlich fand ich eine Hebammenpraxis mit zwei Hebammen, wo ich mich sehr gut aufgehoben fühlte – und zwar als Individuum angenommen. Ich und mein Kind – wir waren wichtig, und wir wurden ernst genommen, unser Wohlergehen stand ganz oben auf der Liste. Ich habe mich dann auch entschlossen, keine Fruchtwasseruntersuchung machen zu lassen, obwohl ich schon vom Alter her dafür in Frage kam. Bei

Bekannten und Verwandten hat diese Entscheidung keine Zustimmung erfahren, ganz im Gegenteil. Aber ich ließ mich dadurch nicht verunsichern. Ich war mir nämlich auch ohne diesen Test ganz sicher, daß alles in Ordnung ist. Ich hatte dabei ein ganz gutes Gefühl. Mein Gynäkologe – zu dem ich ab und zu ging – hat mich in dieser Entscheidung bestärkt. Im Nachhinein sehe ich ganz deutlich den Unterschied im Verlauf der beiden Schwangerschaften. Bei der ersten war mein eigenes Empfinden für mich und das Kind irritiert von den ganzen Tests, es wurde mir quasi aus der Hand genommen. Ich konnte mich gar nicht richtig auf mich und mein Kind einlassen. Die einzige Orientierung, die ich hatte, waren medizinisch festgelegte Werte und Normen und die Frage: ‹Hast du auch **alles** für dein Kind getan bzw. tun lassen?› Beim zweiten Kind habe ich dann den Ultraschall drastisch reduziert, ich wollte auch keine Geschlechtsbestimmung, ich ‹wußte› eh, daß es wieder ein Sohn war. Ich habe mich viel mehr auf mein Kind eingestellt. Gemeinsam mit meinem inzwischen zweijährigen ersten Sohn haben wir jeden Abend ein Schlaflied fürs Baby im Bauch gesungen, ein Erlebnis, an das ich mich noch heute gerne erinnere. Ich konnte mich im Verlauf der Schwangerschaft immer mehr auf mich selber verlassen und wurde dadurch immer unabhängiger von der Meinung anderer. Die Geburt selbst fand schließlich zu Hause statt, obwohl das gar nicht so geplant war, aber Moritz hatte es dann doch so eilig, auf die Welt zu kommen, daß wir es nicht mehr bis ins Krankenhaus geschafft hätten. Ich bekam ihn in unserer Badewanne, und es war wunderbar. Sicherlich hatte ich Schmerzen und heftige Wehen, aber im Vergleich zu meiner ersten Geburt war alles viel lebendiger. Das Wehensingen hat mir sehr geholfen. Immer hatte ich das Gefühl, ‹Herrin› der Lage zu sein. Nie fühlte ich mich ausgeliefert wie bei meiner ersten Geburt. Das schönste Erlebnis war, wie ich mir Moritz selbst auf den Bauch gelegt habe. Moritz war ganz friedlich, erst noch mit geschlossenen Augen. Als er schließlich seine Augen öffnete, schaute er uns an, als wollte er sagen: ‹Ach so schaut ihr also aus, ich kenne euch natürlich schon lange.› Ich möchte mit meinem Bericht gerne allen Frauen Mut machen, sich auf sich selbst zu berufen, sich selbst zu vertrauen, die eigenen Empfindungen als wahr und wichtig zu nehmen und sich nicht von zu vielen Regeln und Normen überfallen zu lassen, es lohnt sich ungemein!»

Diesem Bericht ist wirklich nichts hinzuzufügen.

Anmerkungen

1 Mauger, Benig: «Geburt als Metapher – die Geburt des Kindes als Initiation und Transformation», in: Janus, L., und Haibach, S. (Hg.): *Seelisches Erleben vor und während der Geburt,* Neu-Isenburg, 1997.

2 ebenda.

3 ebenda.

irgendwo suchst DU dies weitere Augenpaar, noch unmerklich oder schon vorhanden, direkt vor ihnen schaut es, lacht, staunt oder ruht, und DU fragst Dich … ist das etwas von mir oder einfach von den Wellen herangespült … das fremd oder aus mir herausgeschnitten … nie wirst Du das Geheimnis ergründen, und vielleicht wirst Du das ja auch gar nicht wollen …

die augen des jahres

die augen des jahres sind mehr geworden
diesmal
taubenblau und zärtlich meist
unsichtbar auch
die augen des jahres
haben alles gesehen
blume
stern
träne
und wort
sie ruhen nun in uns
noch immer
staunen die augen des jahres
und suchen
jenseits des augenblicks
das land vor der geburt

Andrea F. Cremer

7. Schlußbemerkungen

sei…

sei
ohne prophezeiung
see und rose und feier
lotus geht als licht in Dir um
ist
ohne davor und danach
einfach augenblicklich
bleich wie mondlicht auf unsren stirnen aufgetaucht
sei
hier nun Dein name ausgelöscht
nur bleiben
den augen
den lippen
das strahlen auf Deinem scheitel
im innern der muschel
hell und aufgelöst
Deine jahre
Deine geburt
Dein tod
nahe bei Dir glüht es
weiß und sonnengelb wie pfirsichblüte
Deinem mund
sei stumm
höre das blut als fallen von gischt
sei
durchsichtig
hinter Deinem leib leuchtet das wunder

Zum Abschluß liegen mir noch einige Gedanken am Herzen, die ich anfügen möchte, die aber durchaus nicht als «Anhängsel» zu verstehen sind.

Mutter und Kind im Mutterleib können immer nur in ihrer körperlichen Symbiose verstanden werden. Das soll heißen, das Kind ist allein für sich keine eigenständige Person, sondern ist ganz klar von der Mutter abhängig. Die Mutter ist ebenfalls eine eigenständige Person mit eigenen Bedürfnissen und ihrer ganz individuellen Lebenssituation – das dürfen wir nicht vergessen! Sie hat heute legitimisiert die Gelegenheit, sich für oder gegen ein Kind zu entscheiden. Diese Entscheidungsfreiheit hat einen großen Einfluß auf die Erwartungen und das Erleben der Schwangerschaft.

Wenn immer wir die Forderung nach einer kinderfreundlichen Gesellschaft erheben, sollten wir uns klar sein, daß wir dann in erster Linie eine mütterfreundliche Gesellschaft schaffen müssen, von der wir leider immer noch weit entfernt sind.

Eine Frau braucht Unterstützung in der Schwangerschaft auf den unterschiedlichsten Ebenen. Die heutige Reduktion der Schwangerenbetreuung auf die medizinische Kontrolle reicht bei weitem nicht aus. In Gegenteil, sie verhindert geradezu die Ausrichtung auf die Ganzheitlichkeit des Schwangerschaftserlebens. Deshalb ist es so nötig, Frauen wieder zu ermutigen, auf sich selbst zu hören und sich und ihre Intuition wirklich ernst zu nehmen. Wie mir Christine Schulz-Züllich mit auf den Weg gab: «Frauen sollten darauf achten, ob es ihnen in der Betreuung gutgeht.» Das klingt so einfach und simpel, aber wie oft nehmen wir uns und unsere Empfindungen nicht wichtig genug. Wir sollten es tun und danach handeln. Frühzeitig.

Der Brief

Ich möchte einen Brief schreiben.
Ich möchte mit meinem ungeborenen Kind sprechen und es fragen, warum es nun tatsächlich auf diese Welt will, woher es kommt, wie es sich in mir fühlt und ob es zufrieden ist mit mir als Mutter.
Wie viele Schmerzen wird es mir bereiten, und wie viele werde ich ihm zufügen? Vielleicht werde ich keine Antwort erhalten, aber ich möchte alle Fragen stellen... ich werde mich zurückziehen, die Fußsohlen in beide Hände nehmen, vor meinem Schoß, werde ich die Augen schließen und an Dich schreiben, mein Liebes...
Das erste, was ich Dir sagen will: Ich will Dich wirklich, obwohl ich Dich nicht immer gewollt habe. Du bist gekommen, aus einem Land jenseits des Wollens. Du warst plötzlich in mir... zu Beginn... doch was ist schon Beginn?
Der Wunsch nach Dir, Deine Zeugung, die im Dunkeln und Nicht-Wissen stattfand, eingehüllt von Leidenschaft, Ausgelassenheit... jetzt erst gibt es Dich... jetzt, in dem Augenblick, in dem ich Dich wirklich will... jetzt erst bist Du da.
Ich will Dich spüren, Dir einen Namen geben.
Die Liebe zu Dir, die alle von mir erwarten, möchte ich mir selbst ertasten, neun Monate, ja ein Leben lang.
Ich spüre zunächst über meinen Leib hinweg die Haut, das Herz, ich fühle, wie Du Dich in mir bewegst, schlingerst, ruhst, auch ab und zu nicht ruhst, wenn ich gerade den Schlaf suche... so sind wir bereits jetzt schon zwei verschiedene Wesen mit unterschiedlichen Bedürfnissen... und nähern uns von demselben Blut und derselben Luft... ich weiß, daß wir irgendwann voneinander getrennt werden... Du wirst frei sein von mir und ich von Dir... Deine Augen werden mir dann überallhin folgen... Dein kleiner Mund wird an mir hängen. Tragen, tragen werde ich Dich weiterhin müssen, aber außerhalb meines Körpers... und ich werde Dich immer weniger tragen, bis Du von meinem Arm herunterwillst... bis Du immer mehr etwas anderes willst als ich und sogar das Gegenteil...
Und später, viel später... werde ich Dich vermissen.

Du wirst fort sein, nicht so wie jetzt gerade, daß ich Dich zwar nicht hören, sehen und sprechen kann, jedoch spüren, sehr, sehr spüren sogar... nicht dieses Schweigen, das wunderbare, das des Eins-Seins, wird es sein, nein, sondern das des Abschieds. Denn Du wirst fortgehen von mir, selbstverständlich und ohne das Versprechen einer Rückkehr... ich weiß jetzt schon, daß ich Dich vermissen werde... diese unendliche Leere, wenn Du plötzlich verschwinden würdest aus meinem Leib, immer würde ich mich fragen, wer Du gewesen bist, einzig und unnachahmlich, gleichgültig, wie viele Geschwister Du auch immer haben wirst...
Du bist einzig.
Deine Mutter.

Nützliche Adressen

Gesellschaft für Geburtsvorbereitung e.V. (GfG)
Postfach 220106
Dellestr. 5, 40608 Düsseldorf, Tel. 0211/252607
Gegen Rückporto erhalten Sie Adressen regionaler Geburtsvorbereiterinnen der GfG. Auch Bücher und Videos zu Schwangerschaft und Geburt werden verkauft oder verliehen.

Adressen von sämtlichen Geburtshäusern, Hebammen- und Geburtspraxen in Deutschland, Österreich und der Schweiz gegen Rückporto zu beziehen über:
Netzwerk zur Förderung der Idee der Geburtshäuser in Europa e.V.
Tizianstr. 23 b, 53844 Troisdorf, Tel. 02241/395767

Adressen zu Geburt und Elternschaft (nach Postleitzahlen)

IRIS Regenbogenzentrum der Initiative
»Natürlich Gebären – bewußt Elternsein«
und IRIS Regenbogengeburtshaus
Schleiermacherstr. 39, 06114 Halle, Tel. 0345/5211232

Treffpunkt Schwangere/Mütter, Väter, Babys
im Nachbarschafts- und Selbsthilfezentrum (NUSZ)
in der U.F.A. Fabrik Berlin e.V.
Viktoriastr. 13, 12105 Berlin, Tel. 030/7516706

ISIS
Zentrum für Schwangerschaft, Geburt und Elternschaft e.V.
Groner-Tor-Str. 12, 37073 Göttingen, Tel. 0551/485828

Frauengesundheitszentrum Neuhofstraße e. V.
Neuhofstr. 32 (Hinterhaus), 60318 Frankfurt/Main, Tel. 069/591700

Sirona Frauengesundheitszentrum e.V.
Dotzheimerstr. 9, 65185 Wiesbaden, Tel. 0611/301694

Beratungsstelle für natürliche Geburt und Eltern-Sein e.V.
Häberlstr. 17, 80337 München, Tel. 089/532076

Adressen rund ums Stillen

Arbeitsgemeinschaft freier Stillgruppen (AFS)
Bundesverband e.V.
Gertraudgasse 4, 97070 Würzburg, Tel. 0931/573493

La Leche Liga Deutschland e.V.
Hartmuthstr. 9, 61476 Kronberg/Ts., Tel. 06173/79958 oder 06851/2524

Bund Deutscher Laktationsberaterinnen e.V.
Delpweg 14, 30457 Hannover, Tel. 0511/467164

Und weitere nützliche Adressen

Internationale Studiengemeinschaft für pränatale und perinatale Psychologie und Medizin (ISPPM)
Sekretariat der deutschsprachigen Mitglieder
Julitta und Axel Bischoff (Sekretariat)
Friedhofweg 8, 69118 Heidelberg, Tel. 06221/892728

Pro Familia (Bundesverband)
Stresemannallee 3, 60596 Frankfurt /Main, Tel. 069/639002

Bund freiberuflicher Hebammen Deutschlands e.V. (GfHD)
Am alten Nordkanal 9, 41748 Viersen, Tel. 02162/352149

Bund Deutscher Hebammen e.V. (BDH)
Steinhäuser Str. 22, 76135 Karlsruhe, Tel. 0721/981890

Mütterzentren Bundesverband e.V.
Müggenkampstr. 30a, 20257 Hamburg, Tel. 040/40170606

Bundesverband »Das frühgeborene Kind« e.V.
Eva Vonderlin
Von-der-Tann-Str. 7, 69126 Heidelberg, Tel. 06221/315065

Förderverein für Früh- und Risikogeborene »Das Frühchen e.V.«
Christa Hofmann
Dittmannswiesen 6, 76646 Bruchsal, Tel. 07251/18293

Cara
Beratungsstelle zur vorgeburtlichen Diagnostik
Große Johannisstr. 110, 28199 Bremen, Tel. 0421/591154

Adressen haptonomisch ausgebildeter Geburtsbegleiter über:
Dr. med. Mehdi Djalali
Bastionstr. 33, 40213 Düsseldorf, Tel. 0211/8369005

Schatten und Licht
Krise nach der Geburt e.V.
Sabine Surholt
Hans-Füscher-Str 4, 86368 Gersthofen
vermittelt Kontakte zu regionalen Selbsthilfegruppen

Österreich

NANAYA
Beratungsstelle für natürliche Geburt und Leben mit Kindern
Zollergasse 37, A-1070 Wien, Tel. 0222/5231711 oder 5231764

Eltern-Kind-Zentrum Salzburg
Herrengasse 30, A-5020 Salzburg, Tel. 0662/8047566 oder 8047-0
Weitere Eltern-Kind-Zentren in Linz, Steyr, Klagenfurt, Bregenz, Innsbruck, Graz, Mödling, Feldkirch und Wien

La Leche Liga Österreich
Gabriele Nindl
Nr. 416, A-6233 Kramsach/Tirol, Tel. 05337/62306

Arbeitsgruppe Babynahrung Tirol
Andrea Bertsch
Bauerngasse 7, A-6065 Thaur, Tel. 05223/492614

Schweiz

Verein zur Förderung natürlicher Geburten
Opfikonstr. 97, CH-8050 Zürich, Tel. 01/2418822

Schweizer Fachverband für Geburtsvorbereitung
Bürenfluhstr. 15, CH-4059 Basel, Tel. 061/3321735

Informationsstelle für Schwangerschaft, Geburt und Stillzeit
Opfikonstr. 97, CH-8050 Zürich, Tel. 01/2418822

Pro Juventute
Seehofstr. 15, CH-8008 Zürich, Tel. 01/2567777

Schweizer Hebammenverband
Flurstr. 26, CH-3014 Bern, Tel. 031/3326340 oder 3326345

La Leche Liga Schweiz
Cornelia Hebeisen
Pfarrhaus, CH-3255 Rapperswil, Tel. 031/8790224

Literaturempfehlungen

Janus, Ludwig: *Wie die Seele entsteht*, München 1993.
Schindele, Eva: *Schwangerschaft. Zwischen ›guter Hoffnung‹ und medizinischem Risiko*, Hamburg 1995.
Odent, Michel: *Geburt und Stillen. Über die Natur elementarer Erfahrungen*, München 1994.
Albrecht-Engel, Ines (Hg.): *Geburtsvorbereitung*, Reinbek 1993.
Stacherl, Sonja: *Nähe und Geborgenheit. Durch Kontakt Säuglinge fördern*, Zürich/Düsseldorf 1997.
Janus, Ludwig/Haibach, Sigrun (Hg.): *Seelisches Erleben vor und während der Geburt*, Neu-Isenburg 1997.
Schwitzke, Heike: *GEBURTsTage – Frauen berichten, wie sie Schwangerschaft und Geburt erlebt haben.* Zu beziehen nur über: H. Schwitzke, Bonner Str. 208 a, 42697 Solingen.
Krüll, Marianne: *Die Geburt ist nicht der Anfang. Die ersten Kapitel unseres Lebens – neu erzählt*, Stuttgart 1990 (3. Aufl.).
Piontelli, Alessandra: *Vom Fetus zum Kind. Über den Ursprung des psychischen Lebens. Eine psychoanalytische Betrachtungsstudie*, Stuttgart 1996.